子宮体癌取扱い規約

The General Rules for Clinical and Pathological Management
of Uterine Corpus Cancer

2012年4月

第3版

日本産科婦人科学会・日本病理学会・
日本医学放射線学会・日本放射線腫瘍学会 ● 編

April 2012 (The 3rd Edition)
Japan Society of Obstetrics and Gynecology
The Japanese Society of Pathology
Japan Radiological Society
Japanese Society for Therapeutic Radiology and Oncology

金原出版株式会社

第 3 版　序

　現在のグローバリズムの中では，わが国が先進国としてその治療成績を世界に公表していく責務があると考えられる。そのためには世界レベルの治療成績と比較する場合の基本となる診断法や進行期分類を国際的な規準に合わせることが必要である。日本産科婦人科学会は 1952 年に子宮癌委員会を作り，子宮頸癌症例の登録を開始し治療成績を日本産科婦人科学会雑誌に毎年報告してきた。一方，国際的には世界産婦人科連合（FIGO）の Cancer Committee が中心となって進行期分類を作っていた。このあたりの海外での動きは日本産科婦人科学会雑誌第 62 巻第 6 号に詳述しているので参照していただきたい。

　日本産科婦人科学会は FIGO による国際臨床進行期を 1961 年に初めて採用し，1970 年に FIGO の改訂臨床進行期を採用した。その後，国内の子宮体癌治療施設の診断，治療法の統一を図る目的で日本病理学会，日本医学放射線学会と協力して 1987 年に「子宮体癌取扱い規約 第 1 版」が発刊された。その後，1988 年に FIGO はそれまでの臨床進行期から手術進行期へ，新たな進行期の改訂を行った。この改訂は大きな改訂であったので，導入にあたってはしばらく日本産科婦人科学会婦人科腫瘍委員会で慎重な議論が行われていた。その間，1994 年に WHO より刊行された新しい Histological Typing of Female Genital Tract Tumours に基づく病理学的分類について日本病理学会と本会で検討を行った結果，わが国でも採用することになった。この時点で本会婦人科腫瘍委員会も手術進行期の導入を決定し，新たな進行期分類と病理学的分類に基づき「子宮体癌取扱い規約 第 2 版」が 1996 年に刊行された。

　今回の第 3 版発刊の理由は，2008 年秋にロンドンで開催された FIGO 理事会で Cancer Committee から提案された進行期の改訂案が承認され，2009 年秋に南アフリカのケープタウンで行われた FIGO 総会で決定されたことにある。さらに時を同じくして日本病理学会から日本産科婦人科学会へ，2003 年に改訂された WHO 分類をわが国の分類として採用したいとの申し入れがあり，2010 年に時の日本産科婦人科学会婦人科腫瘍委員会櫻木範明委員長のもとに改訂小委員会が設置され，子宮頸癌・体癌取扱い規約の改訂事業が開始された。本改訂事業は日本病理学会，日本医学放射線学会，日本放射線腫瘍学会，日本婦人科腫瘍学会の多大なるご協力のもとに行われた。

　今回の主な改訂点として，進行期分類において 0 期が削除されたこと，Ⅱ期において頸部間質浸潤のみにしたこと，Ⅲ期において腹腔細胞診陽性を除外したこと，ⅢC 期に関して骨盤内と傍大動脈リンパ節を分けたことが挙げられる。また子宮体部に原発する腫瘍として子宮肉腫にも新たに進行期を設けた。このようにかなり大規模な改訂になっている。

　本書で記載した治療法に関しては，現在行われている治療法についてその内容を解説するにとどめており，その適用に関しては日本婦人科腫瘍学会の「子宮体がん治療ガイドライン」を参照していただきたい。また診断に関しては，第 2 版にはなかったが近年急速な進歩を遂げて

いる画像診断について解説を取り入れている。

　また，取扱い規約は日本産科婦人科学会の腫瘍登録施設への登録マニュアルの役割も果たしている。今回は2004年に開始されたオンライン登録について要領を解説した。登録項目としては，時代を先取りし，将来進行期決定に組み入れられることを見越して新たに画像診断による項目を加えている。

　本書が婦人科腫瘍を取り扱う施設にとって座右の書となることを期待したい。

2012年4月

日本産科婦人科学会婦人科腫瘍委員会
子宮頸癌・体癌取扱い規約改訂小委員長
嘉村　敏治

第 2 版　序

　子宮体癌取扱い規約は昭和62年に刊行され，わが国における体癌の診療に大きく貢献してきた。日本産科婦人科学会では体癌の治療成績の登録を行っているが，この登録にさいしても本取扱い規約は絶好のガイドラインとなってきた。近年わが国において体癌は急速に増加してきており，本書の意義はますます大きいものがある。

　しかし，医学は日進月歩という言葉そのままに，体癌をめぐる診断・治療も変化してきている。進行期分類も従来の術前の臨床分類にかわって，FIGOは1988年手術摘出標本の詳細な検索による手術進行期分類を発表した。日本産科婦人科学会でも婦人科腫瘍委員会を中心にこれを慎重に検討した結果，このたび採用することになった。

　また，病理組織学的分類も，旧版では日本病理学会との共同作業によりWHO分類にほぼ準拠した規約分類を制定した。しかし，1994年WHOより新しいHistological Typing of Female Genital Tract Tumoursが刊行されたので，婦人科・病理両学会から委員を出して十分な討議を重ねて今回の改訂版となった。今後はこの新しい分類に基づいた診断を下されるようにお願いする。

　診断・治療については，とくに放射線治療について日本医学放射線学会よりの委員の方々によって現在実際に行われている方法が記述されている。

　以上のように各部門において内容を一新して第2版が刊行されることとなった。短時日の間に改訂作業を仕上げて頂いた委員の諸先生方に心から感謝申し上げる次第である。本取扱い規約がわが国における体癌の診断・治療に一層の進歩をもたらすことを期待している。

平成8年3月

杉森　甫

第1版　序

　近年，わが国における体癌の発生は増加傾向にある。この傾向をふまえて，国は老人保健法の一環として，昭和62年度より，頸癌検診に加えて体癌検診をとりあげることとなった。したがって，今後は一定のリスクをもつ婦人に対して，法律のワク組のなかで，体癌のスクリーニングが全国的に行われることとなる。

　日本産科婦人科学会では，昭和27年に子宮癌委員会を設け，頸癌症例の登録とその治療成績の集計を行ってきた。そして，その成績は年度毎に日本産科婦人科学会雑誌に報告され，わが国における頸癌治療成績の向上に多大の貢献をしてきた。体癌については，その増加傾向をふまえ，昭和58年から，同委員会加盟全施設の症例の登録集計を開始した。

　癌の治療成績の向上のためには，治療法と治療成績の各施設間の正確な対比が必要である。そのためには，その癌の診断，分類その他の取扱いなどが共通の基盤に立っていることが前提となる。

　日本産科婦人科学会では，このような観点から，日本病理学会，日本医学放射線学会の協力のもとに「子宮頸癌取扱い規約」を本年4月に刊行し，その組織分類をはじめとする頸癌取扱いの基準化をはかった。体癌は形態発生を含めた自然史について未だ不明な点があり，また，スクリーニング法についても，病期や病態に応じた治療法の選択についても，未だ問題が残されている。このような点から，体癌取扱いの基準化をはかり，一つの土俵の上でその診断法の優劣や治療法の選択を論じる必要性が指摘され，頸癌と同様な取扱い規約の刊行が要望されていた。

　そこで昭和61年1月，頸癌の場合と同様に，日本病理学会，日本医学放射線学会から正式に推薦された数名の委員と，子宮癌登録委員会からの婦人科側の委員で，次頁に示すような子宮体癌取扱い規約委員会を結成し，1年余にわたり，十分な討議を繰返して，このほど成案を得，ここに体癌取扱い規約が刊行の運びとなった。

　日本産科婦人科学会における登録の諸規約はFIGOとの関連において，今後も小改訂の行われる可能性があり，治療法についても，学問の進歩により改善の余地があろう。本規約の主眼の一つである病理組織学的分類に関しては，原則的にはWHOに歩調を合わせる方針をとったが，本規約委員会としての独自の提案も一部に盛られている。この点に関しては，SilverbergやDallenbach-HellwegなどのInternational Society of Gynecologic Pathologists (ISGYP)の主要メンバーとも十分な討議を行って決定したものである。

　規約とはいっても，あくまでも現時点における体癌取扱いの上での合言葉を求めたものであって，今後の知見の積み重ねによってさらに改善されるべきものである。本規約の刊行が契機となって，体癌の臨床と研究の進歩に一層のはずみがつくことを願ってやまない。

昭和62年7月

野田　起一郎

子宮体癌取扱い規約委員会

第3版改訂委員会　　　　　　　　　　　　　　　　　　　　　　　　　（五十音順）

委員長　　嘉村　敏治

日本産科婦人科学会委員
　　　　　櫻木　範明（婦人科腫瘍委員会委員長）
　　　　　青木　陽一，加来　恒壽，吉川　史隆，小林　浩，斎藤　豪，
　　　　　玉腰　浩司，日浦　昌道，平井　康夫，八重樫伸生

日本病理学会委員
　　　　　坂本　穆彦（癌取扱い規約委員会委員長）
　　　　　手島　伸一，寺戸　雄一，三上　芳喜，安田　政実，柳井　広之

日本医学放射線学会委員
　　　　　戸板　孝文，山下　康行

日本放射線腫瘍学会委員
　　　　　生島　仁史，加藤　真吾，茶谷　正史

第2版改訂委員会　　　　　　　　　　　　　　　　　　　　　　　　　（ABC順）

委員長　　杉森　甫

臨床的事項
　婦人科系委員　半藤　保，西谷　巌，大濱　紘三，寺川　直樹
　放射線系委員　秦　一雄，菊池　雄三，増田　康治

病理的事項（＊は小委員長）
　婦人科系委員　泉　陸一，工藤　隆一，野澤　志朗，園田　隆彦，矢嶋　聰
　病理系委員　　森脇　昭介，中島　伸夫，坂本　穆彦＊，櫻井　幹巳，山辺　博彦

第1版委員会　　　　　　　　　　　　　　　　　　　　　　　（ABC順，＊は小委員長）

委員長　　野田起一郎

病理委員会
　病理系委員　　森脇　昭介，並木　恒夫，坂本　穆彦，笹野　伸昭，菅野　晴夫，
　　　　　　　　高橋　正宜＊
　婦人科系委員　泉　陸一，栗原　操寿，杉森　甫，竹内　正七，天神　美夫，
　　　　　　　　山辺　徹＊

放射線委員会
　放射線系委員　荒居　龍雄，田崎　瑛生
　婦人科系委員　笠松　達弘＊，久保　久光，野口　浩
　臨床規約委員会　泉　陸一，西谷　巌，奥田　博之，小沢　満，関場　香＊，
　　　　　　　　手島　研作，塚本　直樹，矢嶋　聰，山辺　徹

目　次

総説 ··· 1

第 1 部　臨床的取扱い ··· 3
  1.　進行期分類 ··· 4
     a.　手術進行期分類（日産婦 2011，FIGO2008） ·· 4
     b.　TNM 分類（UICC 第 7 版） ··· 6
     c.　子宮体部肉腫 ··· 7
  2.　リンパ節の部位と名称 ··· 12
  3.　診断法 ··· 15
     a.　細胞診 ··· 15
     b.　組織診 ··· 15
     c.　超音波断層法 ·· 16
     d.　病理組織検体の取扱い ··· 16
     e.　画像診断 ·· 17
  4.　治療法 ··· 22
     a.　手術療法 ·· 22
     b.　放射線療法 ··· 22
     c.　化学療法とホルモン療法 ·· 24

第 2 部　日本産科婦人科学会婦人科腫瘍委員会への登録の実際 ······························· 27
  1.　子宮体癌登録・報告の原則 ·· 28
  2.　治療成績の算出法 ··· 30
  3.　登録実施要項 ··· 33

第 3 部　病理学的取扱い ··· 41
  1.　材料の取扱い，および検索方法 ·· 42
     a.　生検材料 ·· 42
     b.　筋腫核出材料 ·· 42
     c.　子宮摘出材料 ·· 42
     ◆病理診断報告書の記載事項 ··· 44
     ●pT 分類（UICC TNM 分類第 7 版） ·· 44
  2.　子宮体癌の肉眼分類 ·· 46
     a.　局在による分類 ··· 46
     b.　発育方向による分類 ··· 46

3. 組織分類 ………………………………………………………………………47
4. 組織分類と診断基準 ……………………………………………………………49
　A. 上皮性腫瘍と関連病変 ………………………………………………………49
　　1）子宮内膜ポリープ ………………………………………………………49
　　2）子宮内膜増殖症 …………………………………………………………50
　　3）子宮内膜異型増殖症 ……………………………………………………50
　　4）子宮内膜癌 ………………………………………………………………51
　　　a）類内膜腺癌 ……………………………………………………………51
　　　◆変異型 ……………………………………………………………………51
　　　　（1）扁平上皮への分化を伴う類内膜腺癌 …………………………51
　　　　（2）絨毛腺管型類内膜腺癌 …………………………………………52
　　　　（3）分泌型類内膜腺癌 ………………………………………………52
　　　b）粘液性腺癌 ……………………………………………………………52
　　　c）漿液性腺癌 ……………………………………………………………52
　　　◆漿液性子宮内膜上皮内癌 ………………………………………………52
　　　d）明細胞腺癌 ……………………………………………………………53
　　　e）扁平上皮癌 ……………………………………………………………53
　　　f）移行上皮癌 ……………………………………………………………53
　　　g）小細胞癌 ………………………………………………………………53
　　　h）未分化癌 ………………………………………………………………53
　　　i）混合癌 …………………………………………………………………53
　B. 間葉性腫瘍 ……………………………………………………………………54
　　1）子宮内膜間質腫瘍 ………………………………………………………54
　　　a）子宮内膜間質結節 ……………………………………………………54
　　　b）低悪性度子宮内膜間質肉腫 …………………………………………54
　　　c）未分化子宮内膜肉腫 …………………………………………………54
　　2）平滑筋腫瘍 ………………………………………………………………54
　　　a）平滑筋腫 ………………………………………………………………54
　　　◆組織学的変異型 …………………………………………………………54
　　　　（1）活動性核分裂型平滑筋腫 ………………………………………54
　　　　（2）富細胞平滑筋腫 …………………………………………………54
　　　　（3）出血性富細胞平滑筋腫 …………………………………………54
　　　　（4）類上皮平滑筋腫 …………………………………………………55
　　　　（5）類粘液平滑筋腫 …………………………………………………55
　　　　（6）異型平滑筋腫 ……………………………………………………55
　　　　（7）脂肪平滑筋腫 ……………………………………………………55
　　　◆増殖パターンによる変異型 ……………………………………………55
　　　　（1）びまん性平滑筋腫症 ……………………………………………55

　　　　（2）解離性平滑筋腫……………………………………55
　　　　（3）静脈内平滑筋腫症……………………………………55
　　　　（4）転移性平滑筋腫………………………………………55
　　b）悪性度不明な平滑筋腫瘍……………………………………56
　　c）平滑筋肉腫……………………………………………………56
　　◆変異型……………………………………………………………56
　　　　（1）類上皮平滑筋肉腫……………………………………56
　　　　（2）類粘液平滑筋肉腫……………………………………56
　3）その他の間葉性腫瘍………………………………………………56
　　a）子宮内膜間質・平滑筋混合腫瘍……………………………56
　　b）血管周囲性類上皮細胞腫……………………………………56
　　c）アデノマトイド腫瘍…………………………………………56
　　d）その他…………………………………………………………57
C．上皮性・間葉性混合腫瘍………………………………………………57
　1）良性上皮性・間葉性混合腫瘍……………………………………57
　　a）腺線維腫………………………………………………………57
　　b）腺筋腫…………………………………………………………57
　　◆変異型……………………………………………………………57
　　　　（1）ポリープ状異型腺筋腫…………………………………57
　2）悪性上皮性・間葉性混合腫瘍……………………………………57
　　a）腺肉腫…………………………………………………………57
　　b）癌線維腫………………………………………………………58
　　c）癌肉腫…………………………………………………………58
D．その他の腫瘍……………………………………………………………58
E．二次性腫瘍………………………………………………………………58
F．分類不能腫瘍……………………………………………………………58

第4部　子宮体癌の組織図譜……………………………………………59

付・臨床進行期分類の変遷…………………………………………………89

総　説

　この取扱い規約は，子宮体癌の治療に際して必要な基本的事項，すなわち子宮体癌の臨床的あるいは病理学的診断，進行期の決定，治療法および治療成績の算出法などに国際的に通用する規準を設定し，わが国における子宮体癌治療症例の全国的登録，集計を行うことにより，本疾患の治療成績向上を図ることを目的とする。さらに次の進行期改訂に備えてわが国から世界に向けて発信できるデータを収集することも重要な目的である。

　今回の改訂の要点を次に挙げる。
①進行期分類に関してはFIGO2008を採用した。
　（ア）0期が削除された。
　（イ）I期の内容が変更された。
　（ウ）II期の内容が変更された。
　（エ）III期の内容が変更された。
②画像診断に関してはCT，MRI所見について記載した。
③日本産科婦人科学会婦人科腫瘍委員会への登録に関しては
　（ア）腹腔洗浄（腹水）細胞診結果は入力項目とした。
　（イ）画像診断に関する項目を追加した。
④子宮肉腫の新たなFIGO進行期分類を記載した。
⑤病理学的取扱いに関してはWHO2003をもとにした組織分類を採用した。

第1部

臨床的取扱い

1 進行期分類

　進行期分類は，治療法の決定や予後の推定あるいは治療成績の評価などに際し，最も基本となるものである。日本産科婦人科学会では，進行期分類としてFIGOによる国際臨床進行期分類とUICCによるTNM分類を，また術後分類としてFIGOによる手術進行期分類とUICCのpTNM分類とを採用している。

　日本産科婦人科学会婦人科腫瘍委員会への子宮体癌治療例の登録は，1994年までは術前の臨床進行期分類（日産婦1983，FIGO1982），1995年以降は手術進行期分類（日産婦1995，FIGO1988）を用いてきたが，2012年の症例より手術進行期分類（日産婦2011，FIGO 2008）に基づいて行われることとなった。

a. 手術進行期分類（日産婦2011，FIGO2008）

Ⅰ期：癌が子宮体部に限局するもの 　ⅠA期：癌が子宮筋層1/2未満のもの 　ⅠB期：癌が子宮筋層1/2以上のもの
Ⅱ期：癌が頸部間質に浸潤するが，子宮をこえていないもの*
Ⅲ期：癌が子宮外に広がるが，小骨盤腔をこえていないもの，または所属リンパ節へ広がるもの 　ⅢA期：子宮漿膜ならびに／あるいは付属器を侵すもの 　ⅢB期：腟ならびに／あるいは子宮傍組織へ広がるもの 　ⅢC期：骨盤リンパ節ならびに／あるいは傍大動脈リンパ節転移のあるもの 　　ⅢC1期：骨盤リンパ節転移陽性のもの 　　ⅢC2期：骨盤リンパ節への転移の有無にかかわらず，傍大動脈リンパ節転移陽性のもの
Ⅳ期：癌が小骨盤腔をこえているか，明らかに膀胱ならびに／あるいは腸粘膜を侵すもの，ならびに／あるいは遠隔転移のあるもの 　ⅣA期：膀胱ならびに／あるいは腸粘膜浸潤のあるもの 　ⅣB期：腹腔内ならびに／あるいは鼠径リンパ節転移を含む遠隔転移のあるもの

*頸管腺浸潤のみはⅡ期ではなくⅠ期とする。

▶注1　すべての類内膜腺癌は腺癌成分の形態によりGrade 1, 2, 3に分類される。

▶注2　腹腔洗浄細胞診陽性の予後因子としての重要性については一貫した報告がないので，ⅢA期から細胞診は除外されたが，将来再び進行期決定に際し必要な推奨検査として含まれる可能性があり，すべての症例でその結果は登録の際に記録することとした。

▶注3　子宮体癌の進行期分類は悪性ミュラー管混合腫瘍（癌肉腫）にも適用される。癌肉腫，明細胞腺癌，漿液性乳頭状腺癌においては横行結腸下の大網の十分なサンプリングが推奨される。

▶注4　再発リスクの低い子宮体癌では転移が疑われる骨盤リンパ節の切除のみでよい。一方，再発リスクの高いものでは骨盤リンパ節と傍大動脈リンパ節の系統的な郭清を行うべきである。

［分類にあたっての注意事項］
（1）初回治療として手術がなされなかった症例（放射線や化学療法など）の進行期は，MRI，CT などの画像診断で日産婦 2011 進行期分類を用いて推定する．
（2）各期とも腺癌の組織学的分化度を併記する．
（3）従来，子宮内膜異型増殖症は日産婦 1995 分類により 0 期として登録してきたが，FIGO2008 分類に従い 0 期のカテゴリーを削除する．子宮内膜異形増殖症は別に登録を行う．
（4）所属リンパ節とは骨盤リンパ節（基靱帯リンパ節，仙骨リンパ節，閉鎖リンパ節，内腸骨リンパ節，鼠径上リンパ節，外腸骨リンパ節，総腸骨リンパ節）と傍大動脈リンパ節をいう．
（5）本分類は手術後分類であるから，従来Ⅰ期とⅡ期の区別に用いられてきた部位別掻爬などの所見は考慮しない．
（6）子宮筋層の厚さは腫瘍浸潤の部位において測定することが望ましい．
（7）腹水（洗浄）細胞診陽性は進行期決定には採用しないが，別に記録する．
（8）従来ⅡA 期であった頸管腺のみに癌が及ぶものは，新進行期ではⅠ期に分類する．
（9）従来のⅠA 期（癌が子宮内膜に限局するもの）と筋層浸潤が 1/2 未満のものを新進行期ではⅠA 期とし，筋層浸潤が 1/2 以上のものをⅠB 期としている．

［子宮体部腺癌の組織学的分化度］
　すべての類内膜癌は腺癌成分の形態により Grade 1, 2, 3 に分類される．
　Grade 1：充実性増殖の占める割合が腺癌成分の 5％以下であるもの
　Grade 2：充実性増殖の占める割合が腺癌成分の 6～50％のもの，
　　　　　あるいは充実性増殖の割合が 5％以下でも細胞異型の著しく強いもの
　Grade 3：充実性増殖の占める割合が腺癌成分の 50％をこえるもの，
　　　　　あるいは充実性増殖の割合が 6～50％でも細胞異型の著しく強いもの

［組織学的分化度に関する注意］
（1）漿液性腺癌，明細胞腺癌，扁平上皮癌は核異型により Grade を判定する．
（2）扁平上皮への分化を伴う腺癌の Grade は腺癌成分によって判定する．

b. TNM 分類（UICC 第 7 版）

TNM 分類	FIGO 分類	
TX		原発腫瘍が評価できないもの
T0		原発腫瘍を認めないもの
Tis		上皮内癌
T1	Ⅰ期	癌が子宮体部に限局するもの
T1a	ⅠA期	癌が子宮筋層1/2未満のもの
T1b	ⅠB期	癌が子宮筋層1/2以上のもの
T2	Ⅱ期	子宮頸部間質浸潤のあるもの
T3ならびに／あるいはN1	Ⅲ期	癌が子宮外に広がるが小骨盤腔をこえないもの，あるいは所属リンパ節転移のあるもの
T3a	ⅢA期	子宮漿膜ならびに／あるいは付属器を侵すもの
T3b	ⅢB期	腟ならびに／あるいは子宮傍組織へ広がるもの
N1	ⅢC期	骨盤リンパ節転移ならびに／あるいは傍大動脈リンパ節転移のあるもの
	ⅢC1期	骨盤リンパ節転移のあるもの
	ⅢC2期	傍大動脈リンパ節転移のあるもの
T4	ⅣA期	膀胱ならびに／あるいは腸粘膜に浸潤のあるもの（胞状浮腫のみでT4へ分類しない。生検で確認すべきである）
M1	ⅣB期	遠隔転移のあるもの

pT，pN，pM 分類の内容については TNM 分類に準ずる。

c. 子宮体部肉腫

1. 新FIGO進行期分類策定の背景

　子宮体部肉腫は子宮悪性腫瘍の約3〜7％を占める稀な腫瘍で予後は極めて不良である。本疾患の発生頻度が低いことや，良・悪性の判定の難しさに加えてその病理組織学的多様性から再発危険因子や標準的治療は確立しておらず，多施設共同研究あるいは国際的な臨床試験が期待される[1]。本腫瘍は，平滑筋肉腫，子宮内膜間質肉腫，癌肉腫が大部分を占めるが，各々のbiological behaviorは著しく相違しており，個別に対応する必要がある[2-5]。子宮体部肉腫の治療は，手術療法が第一選択であり，組織診断によって治療方針の決定や予後の判定がなされるものの，CT，MRIなどの画像診断による正確な術前診断は困難である。子宮体部肉腫の進行期分類は，これまで子宮体癌の進行期分類（FIGO1988）[6]が適用され，子宮体癌取扱い規約[7]に記載されてきたが，子宮体癌とは異なる本腫瘍のbiological behaviorを反映させた進行期分類の必要性が高まり，今回子宮体部肉腫の進行期分類が新たに作成され，子宮頸癌，子宮体癌，外陰癌の進行期分類の改訂とともに2008年9月のFIGO理事会で承認された[8,9]。

2. TNM分類（UICC第7版）[10]／手術進行期分類（FIGO2008）[9]

　原発性子宮肉腫の進行期を決定するため，開腹所見による腫瘍の進行度の把握を原則とする。癌肉腫は，子宮肉腫の進行期分類ではなく，子宮体癌の進行期分類を使用する。癌肉腫を除く平滑筋肉腫／子宮内膜間質肉腫および腺肉腫に本進行期分類が適用され，組織学的な確定と組織型による分類が必要である。また，平滑筋肉腫／子宮内膜間質肉腫と腺肉腫はT1の分類が異なる。

1）平滑筋肉腫／子宮内膜間質肉腫

TNM分類	FIGO分類	
T1	I期	腫瘍が子宮に限局するもの
T1a	IA期	腫瘍サイズが5cm以下のもの
T1b	IB期	腫瘍サイズが5cmをこえるもの
T2	II期	腫瘍が骨盤腔に及ぶもの
T2a	IIA期	付属器浸潤のあるもの
T2b	IIB期	その他の骨盤内組織へ浸潤するもの
T3	III期	腫瘍が骨盤外に進展するもの
T3a	IIIA期	1部位のもの
T3b	IIIB期	2部位以上のもの
N1	IIIC期	骨盤リンパ節ならびに／あるいは傍大動脈リンパ節転移のあるもの
T4	IVA期	膀胱粘膜ならびに／あるいは直腸粘膜に浸潤のあるもの
M1	IVB期	遠隔転移のあるもの
TX		原発腫瘍が評価できないもの

▶注1　平滑筋肉腫／子宮内膜間質肉腫では，腫瘍が子宮に限局するI期を，IA期：腫瘍

サイズが5cm以下のもの，ⅠB期：腫瘍サイズが5cmをこえるものと定義した。
▶注2 腫瘍が骨盤外の腹腔内組織に浸潤するものをⅢ期とし，単に骨盤内から腹腔に突出しているものは除く。
▶注3 多臓器の進展は組織学的検索が望ましい。

N：所属リンパ節

N0	所属リンパ節に転移を認めない
N1	所属リンパ節に転移を認める
NX	所属リンパ節に転移を判定するための最低必要な検索が行われなかったとき

▶注1 所属リンパ節は閉鎖リンパ節，内腸骨リンパ節，外腸骨リンパ節，総腸骨リンパ節，仙骨リンパ節，基靱帯リンパ節および大動脈周囲リンパ節（傍大動脈リンパ節）である[11]。
▶注2 リンパ節郭清の未施行例では，触診，視診，画像診断を参考にして転移の有無を判断する。

M：遠隔転移

M0	遠隔転移を認めない
M1	遠隔転移を認める
MX	遠隔転移を判定するための最低必要な検索が行われなかったとき

2）腺肉腫

TNM分類	FIGO分類	
T1	Ⅰ期	腫瘍が子宮に限局するもの
T1a	ⅠA期	子宮体部内膜，頸部内膜に限局するもの（筋層浸潤なし）
T1b	ⅠB期	筋層浸潤が1/2以内のもの
T1c	ⅠC期	筋層浸潤が1/2をこえるもの
T2	Ⅱ期	腫瘍が骨盤腔に及ぶもの
T2a	ⅡA期	付属器浸潤のあるもの
T2b	ⅡB期	その他の骨盤内組織へ浸潤するもの
T3	Ⅲ期	腫瘍が骨盤外に進展するもの
T3a	ⅢA期	1部位のもの
T3b	ⅢB期	2部位以上のもの
N1	ⅢC期	骨盤リンパ節ならびに／あるいは傍大動脈リンパ節転移のあるもの
T4	ⅣA期	膀胱粘膜ならびに／あるいは直腸粘膜に浸潤のあるもの
M1	ⅣB期	遠隔転移のあるもの
TX		原発腫瘍が評価できないもの

▶注1 腺肉腫では，腫瘍が子宮に限局するⅠ期を，ⅠA期：子宮体部内膜，頸部内膜に限局するもの（筋層浸潤なし），ⅠB期：筋層浸潤が1/2以内のもの，ⅠC期：筋層浸潤が1/2をこえるものによりそれぞれ亜分類される。
▶注2 腫瘍が骨盤外の腹腔内組織に浸潤するものをⅢ期とし，単に骨盤内から腹腔に突出

しているものは除く。
▶注3　多臓器の進展は組織学的検索が望ましい。

N：所属リンパ節

N0	所属リンパ節に転移を認めない
N1	所属リンパ節に転移を認める
NX	所属リンパ節に転移を判定するための最低必要な検索が行われなかったとき

▶注1　所属リンパ節は閉鎖リンパ節，内腸骨リンパ節，外腸骨リンパ節，総腸骨リンパ節，仙骨リンパ節，基靱帯リンパ節および大動脈周囲リンパ節（傍大動脈リンパ節）である[11]。
▶注2　リンパ節郭清の未施行例では，触診，視診，画像診断を参考にして転移の有無を判断する。

M：遠隔転移

M0	遠隔転移を認めない
M1	遠隔転移を認める
MX	遠隔転移を判定するための最低必要な検索が行われなかったとき

3. FIGO 分類，AJCC 分類，UICC 分類との相互関係
1）進行期分類（子宮肉腫）[9, 10, 12]

FIGO/AJCC/UICC 分類	T カテゴリー	N カテゴリー	M カテゴリー
I	T1	N0	M0
IA	T1a	N0	M0
IB	T1b	N0	M0
IC	T1c	N0	M0
II	T2	N0	M0
IIA	T2a	N0	M0
IIB	T2b	N0	M0
IIIA	T3a	N0	M0
IIIB	T3b	N0	M0
IIIC	T1, T2, T3	N1	M0
IVA	T4	Any N	M0
IVB	Any T	Any N	M1

▶注　IA期，IB期は平滑筋肉腫と子宮内膜間質肉腫に，IA期，IB期，IC期は腺肉腫にそれぞれ適用される。

FIGO：International Federation of Gynecology and Obstetrics
AJCC：American Joint Committee on Cancer
UICC：Union Internationale Contre le Cancer, Union for International Cancer Control*
*2010年，International Union Against Cancer より名称変更

2）分類にあたっての注意事項
(1) 初回治療として手術がなされなかった症例（放射線や化学療法など）の進行期は，MRI，CTなどの画像診断で新進行期分類を用いて推定する．
(2) 子宮内膜間質肉腫は低悪性度，高悪性度に分類され，高悪性度はWHO分類（2000）[13]によると未分化子宮内膜肉腫とよばれ，子宮内膜間質腫瘍に含まれる．adenosarcoma with sarcomatous overgrowth は治療に抵抗することが多く，腺肉腫に含まれる．
(3) 子宮内膜間質肉腫および腺肉腫については，子宮体部腫瘍と卵巣・骨盤内子宮内膜症を伴う卵巣・骨盤内腫瘍が同時に存在する場合，それぞれ独立した腫瘍として取り扱うことに注意する．
(4) 下記の検索はT，N，M判定のための最低必要な検査法で，これが行われていない場合にはTX，NX，MXの記号で示す．FIGO進行期分類は手術進行期分類に，TNM分類は臨床的，組織学的分類にそれぞれ基づいている．
　　Tカテゴリー：臨床的な検索および画像診断
　　Nカテゴリー：臨床的な検索および画像診断
　　Mカテゴリー：臨床的な検索および画像診断
(5) pT，pN，pM分類についてはTNM分類に準じ，病理学的pTNMが用いられる．
(6) 手術前に他の治療法が行われている例では，y記号を付けて区別する．
　　例：ypT2bpN1M0
(7) 再発腫瘍ではrの記号を付けて区別する．
　　例：rpT2bpN1M0

文　献

1) Reed NS：The management of uterine sarcomas. Clin Oncol 2008；20：470-478
2) Gadducci A, Cosio S, Romanini A, et al：The management of patients with uterine sarcoma：a debated clinical challenge. Crit Rev Oncol Hematol 2008；65：129-142
3) Amant F, Coosemans A, Debiec-Rychter M, et al：Clinical management of uterine sarcomas. Lancet Oncol 2009；10：1188-1198
4) D'Angelo E, Spagnoli LG, Prat J：Comparative clinicopathologic and immunohistochemical analysis of uterine sarcomas diagnosed using the World Health Organization classification system. Hum Pathol 2009；40：1571-1585
5) D'Angelo E, Prat J：Uterine sarcomas：a review. Gynecol Oncol 2010；116：131-139
6) FIGO Announcements, stages-1988 Revision. Gynecol Oncol 1989；35：125-127
7) 日本産科婦人科学会，日本病理学会，日本医学放射線学会編：子宮体癌取扱い規約（改訂第2版）．金原出版，東京，1996
8) Prat J：FIGO staging for uterine sarcomas. Int J Gynaecol Obstet 2009；104：177-178
9) FIGO Committee on Gynecologic Oncology：FIGO staging for uterine sarcomas. Int J Gynaecol Obstet 2009；104：179
10) UICC：Uterus-Uterine Sarcomas. TNM Classification of Malignant Tumours, 7th ed. Sobin L, Gospodarowicz M, Wittekind C eds. Wiley-Blackwell, West Sussex, 2009

11) 日本癌治療学会編:日本癌治療学会リンパ節規約. 金原出版, 東京, 2002
12) Corpus Uteri. AJCC Cancer Staging Manual, 7th ed. Springer, N.Y., 2009
13) Pathology and Genetics of Tumours of the Breast and Female Genital Organs. Tavassoli FA, Devilee P eds. World Health Organization Classification Of Tumours. IARC Press, Lyon, 2003

2 リンパ節の部位と名称

　子宮体癌の場合は，同じリンパ節でも子宮頸癌の場合とその臨床的意義は異なるが，取扱い規約における名称については子宮頸癌に準じてきた。しかし，1991年日本癌治療学会リンパ節合同委員会より各種臓器に共通の名称が提唱され，さらに2002年に日本癌治療学会リンパ節規約が改訂された[1]。本規約改訂においてもこれを勘案してリンパ節の部位と名称を定めることとする。

1) リンパ節は，主要血管の走行に一致して，その周辺にあるものが多い。原則的にその血管名に従って命名される。
2) 近傍に目標となる血管のないものでは，神経，靱帯名などにより命名される。
3) 解剖学における新学名（Nomina Anatomica Parisiensia）を尊重するが，臨床上慣用されてきた名称はなるべく温存する。国際的にも採用され得る命名を採る。
4) 命名の極端な細分化を避ける。
5) リンパ節番号は用いない。

①傍大動脈リンパ節（腹部大動脈周囲リンパ節）　para-aortic nodes
　腹部大動脈および下大静脈に沿うもの。
　①-1　b1群（高位傍大動脈リンパ節）：
　　左腎静脈下縁から下腸間膜動脈根部上縁までの大動脈周囲にあるリンパ節。この領域の下大静脈周辺のリンパ節も含む。高位の傍大動脈リンパ節である。
　①-2　b2群（低位傍大動脈リンパ節）：
　　下腸間膜動脈根部から大動脈分岐部の高さまでの大動脈および下大静脈周辺のリンパ節。低位の傍大動脈リンパ節である。ただし下腸間膜動脈根部の高さに接するリンパ節もb2群に含まれるものとする。
　　大動脈左側から下大静脈右側までのリンパ節を便宜上傍大動脈リンパ節とよぶが，細区分が必要な場合には，大動脈前面から左側にかけてのリンパ節を傍大動脈リンパ節，大動脈と下大静脈の間に存在するリンパ節を大動静脈間リンパ節，下大静脈前面から右側にかけてのリンパ節を下大静脈周囲リンパ節と記載する。

②総腸骨リンパ節　common iliac nodes
　総腸骨動静脈に沿うリンパ節。浅外側総腸骨リンパ節，深外側総腸骨リンパ節，内側総腸骨リンパ節に細区分される。

③外腸骨リンパ節　external iliac nodes
　外腸骨血管分岐部より足方で，外腸骨血管の外側あるいは動静脈間にあるもの。

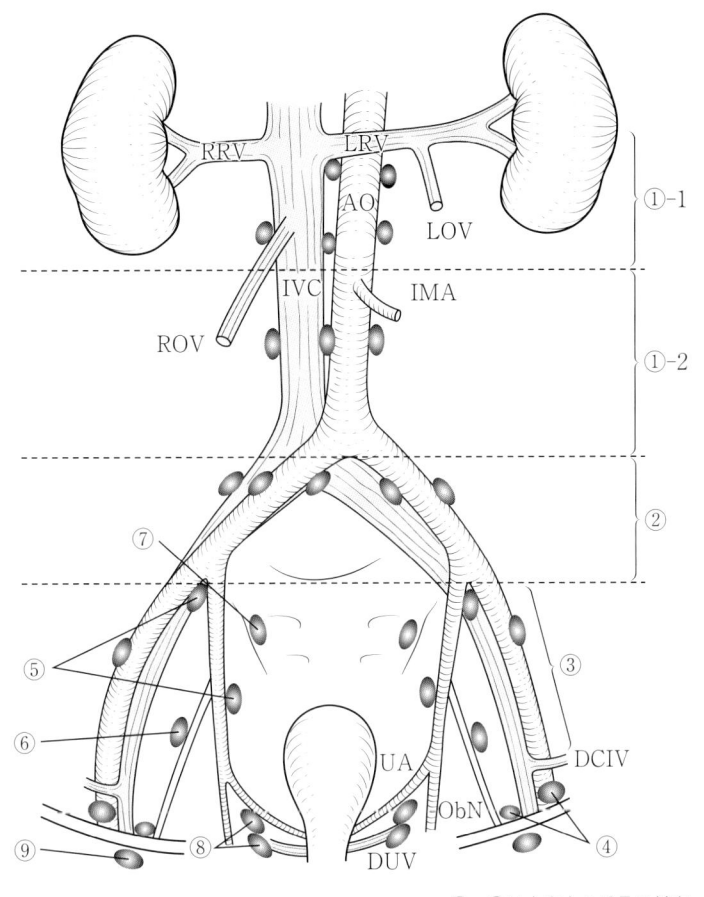

子宮体癌治療に関係するリンパ節の名称と解剖学的指標

AO：腹部大動脈（abdominal aorta）
IVC：下大静脈（inferior vena cava）
IMA：下腸間膜動脈（inferior mesenteric artery）
DCIV：深腸骨回旋静脈（deep circumflex iliac vein）
ObN：閉鎖神経（obturator nerve）
UA：子宮動脈（uterine artery）
DUV：深子宮静脈（deep uterine vein）

④鼠径上リンパ節　suprainguinal nodes（大腿上リンパ節　suprafemoral nodes）
　外腸骨血管が鼠径靱帯下に入る直前にあるもの。
　血管の外側にあって，外腸骨リンパ節に連絡し，深腸骨回旋静脈よりも末梢にあるものを外鼠径上リンパ節といい，血管の内側にあり，閉鎖リンパ節に連絡するものを内鼠径上リンパ節という。

⑤内腸骨リンパ節　internal iliac nodes
　内腸骨血管と外腸骨血管とによって作られるいわゆる血管三角部および内腸骨動静脈に沿うもの。

⑥閉鎖リンパ節　obturator nodes
　外腸骨血管の背側で閉鎖孔および閉鎖神経，閉鎖動静脈周囲にあるもの。

⑦仙骨リンパ節　sacral nodes
　内腸骨血管より内側で仙骨前面と Waldeyer 筋膜の間にあるもの。正中仙骨動静脈に沿うものを正中仙骨リンパ節，外側仙骨動静脈に沿うものを外側仙骨リンパ節という。

⑧基靱帯リンパ節　parametrial nodes
　基靱帯およびその周辺に存在するもの。子宮傍組織リンパ節，尿管リンパ節などと称せられた表在性のもの（頸部傍組織リンパ節 paracervical nodes），および基靱帯基部近くに存在する深在性のものすべてを含める。

⑨鼠径リンパ節　inguinal nodes
　鼠径靱帯より足方にあるもの。

[所属リンパ節]
　子宮体癌の所属リンパ節は基靱帯リンパ節，内腸骨リンパ節，閉鎖リンパ節，外腸骨リンパ節，総腸骨リンパ節，仙骨リンパ節，傍大動脈リンパ節である[2]。鼠径上リンパ節（大腿上リンパ節）は子宮体癌の所属リンパ節に含めてよい。

文　献

1) 日本癌治療学会編：日本癌治療学会リンパ節規約．金原出版，東京，2002, 14-16
2) UICC：TNM Classification of Malignant Tumours 7th Ed. Sobin L, Gospodarowicz M, Wittekind C eds. Wiley-Blackwell, West Sussex, 2009, 206-211

3 診断法

a. 細胞診

　子宮体癌のスクリーニングには細胞診が有用なことが多い。子宮腔内から直接細胞を採取する方法を用いれば，子宮体癌の検出感度は90〜95％に及び，また内膜組織診に比べて被験者の疼痛や不快感がはるかに少ないからである[1]。ただし，初期癌，病変が小さいもの，高分化型（G1）癌ではしばしば見落とされることがあるため，初回の細胞診が陰性であっても，症状が続く場合もしくは疑わしい場合には細胞診を繰り返し実施する必要がある。また，疑わしい場合には内膜組織診も併用すべきである[2]。

　子宮腔内からの細胞を直接採取する方法は吸引法と擦過法に大別される。

　　吸引法：10 ml注射筒に接続した適当な硬度を有するポリエチレンチューブを子宮腔内に挿入し，吸引することによって子宮内膜細胞を得る方法である。
　　擦過法：エンドサイトまたは内膜ブラシを子宮腔内に挿入し，腔内で中軸を回転して内膜を擦過し採取する方法である。

　採取した細胞は，ガラス面に均等に塗抹し，ただちに固定する。

　評価判定は，1987年4月より実施の老人保健法による子宮体癌検診の細胞診報告書では，子宮体癌の発癌に至る自然史が十分理解されていないという理由から，単に陰性（negative），疑陽性（suspicious），陽性（positive）として報告するよう定められている。陰性，疑陽性，陽性の3段階分類を用い，陽性細胞診所見は悪性と診断可能な異型細胞を認め，極めて強く悪性を疑うもの，疑陽性は異型細胞を認めるが悪性の確定ができないものである。この分類では，標本評価は判定基準に含まれておらず，不適正検体は陰性（異型細胞を認めない）とされる。

　手術時に採取する腹腔内洗浄細胞診，腹水細胞診も3段階分類を用い，陽性細胞診所見を有する場合のみを腹腔洗浄細胞診陽性とする。疑陽性細胞診所見を有する場合は，腹腔洗浄細胞診陽性とはしない。

b. 組織診

　子宮腔内細胞診が陽性または疑陽性のいずれかであれば，子宮内膜組織診を行う。子宮留膿症，不正性器出血あるいは子宮腫大など子宮体癌が疑われるものには，腔内細胞診が陰性であっても内膜組織診を行うことが望ましい[2]。

　[内膜組織の採取法]

　　組織片の採取は子宮内膜の試験搔爬によって行う。使用するキュレットは，頸管を通

過し得る最も大きなものを用いるのがよい。組織片が癌病巣から正しく採取されていれば，ひとかき搔爬の材料でも子宮体癌の組織診断は可能である。しかし小さなキュレットによるひとかき搔爬では，とくに小病巣の場合にはこれを逃してしまうことが多い。したがって，子宮腔内の全面搔爬を行うつもりで，腔内の多数の部位から組織片を採取することが必要である。患者の疼痛・不安が著しい場合には麻酔をかけて搔爬する。子宮内膜異型増殖症の診断には，内膜全面搔爬が必要である。

c. 超音波断層法

経腟超音波断層法による子宮内膜厚の測定が診断に有用である。子宮内膜厚は，子宮の矢状断長軸像を描出し，子宮内膜の最も厚い部分を測定する。閉経後の内膜肥厚のカットオフ値に関しては5 mm以上を異常値としているものが多い。子宮体癌の高リスク因子（閉経後の不正性器出血がある患者，エストロゲン単独のホルモン補充療法を受けている患者，乳癌治療薬であるタモキシフェン服用患者，肥満患者，多囊胞性卵巣症候群患者，エストロゲン産生腫瘍を有する患者，遺伝性非ポリポーシス大腸癌家系の患者など）で，かつ子宮内膜の肥厚がみられる場合，病理学的検査を考慮する[3]。

d. 病理組織検体の取扱い

1. 生検材料

採取された検体は，速やかに十分量の固定液に浸す。

2. 子宮摘出材料

1) 材料全体，各部位，病変，それぞれの大きさ，重量を適宜計測する。
2) 子宮は通常，前壁正中をY字型に切開する。子宮の前後は次の指標に従い確認する。
   (1) 円靱帯が前方に位置し，卵管は後方に位置する。
   (2) 腹膜の反転部位は，通常前面の方が後面より上に位置する。
   (3) 材料が大きく変形しない程度に極力伸展して固定する。

3. 子宮筋腫核出材料

個数，大きさ，重量を計測する。少数の場合には各々を，多数の場合には代表的なものを計測する。

文　献

1) 上坊敏子：子宮体癌の診断における内膜細胞診と組織診-利点と弱点-．日臨細誌 2008；47：330-336
2) 青木大輔，斉藤英子，進伸幸，他：子宮体癌検診，新たながん検診手法の有効性の評価-報告書-．日本公衆衛生協会，宮城，2001, 188-189
3) American College of Obstetricians and Gynecologists：ACOG Committee Opinion

No.426：The role of transvaginal ultrasonography in the evaluation of postmenopausal bleeding. Obstet Gynecol 2009；113：462-464

e．画像診断

　画像診断の目的は腫瘍径の評価ならびに腫瘍の局所進展，遠隔転移を評価することである。局所では，筋層浸潤，頸部浸潤の評価が主となる。腫瘍筋層境界のコントラストが良好な画像を得ることが重要で，造影剤の使用が推奨される。遠隔転移診断は短時間で広い範囲が撮像可能なマルチスライスCTを施行すべきである。

1．MRI

1）撮像法

　1.5T（テスラ）以上の磁場強度の機器で撮像すべきであり，phased array coilの使用が望ましい。骨盤部においては次の撮像を行う。

（1）T2強調画像（矢状断および横断像）

（2）Gd造影T1強調画像（矢状断および横断像）

　子宮体部に平行な断面または短軸断面を追加撮影してもよい。これらの撮像法に加えて，拡散強調画像も有用である。

2）評価法

　子宮体癌においては原発巣の腫瘍径ならびに筋層浸潤，頸部浸潤，骨盤リンパ節転移の有無などの癌の広がりを評価する。

（1）腫瘍径の評価

　　腫瘍径が計測可能な病変においては，腫瘍径を計測する。腫瘍径は少なくとも2方向の撮像断面で評価し，最大の腫瘍径を記載する。

（2）癌の広がりの画像所見

　a．筋層浸潤

　　筋層浸潤については，子宮長軸および短軸に平行な断面を用い，T2強調画像でのjunctional zoneの断裂の有無や[注]，T2強調画像およびGd造影T1強調画像での腫瘍筋層境界の性状に基づき判断する。腫瘍がいずれの撮像断面でも筋層厚の1/2までにとどまるものを"筋層浸潤が1/2未満"（図1），腫瘍がいずれかの撮像断面で筋層厚の1/2以上のものを"筋層浸潤が1/2以上"と判断する（図2）。腫瘍により子宮体部筋層が途絶している，あるいは明らかに付属器に腫瘍を認める場合には"子宮漿膜ならびに／あるいは付属器を侵している"と判断する（図3）。

　　▶注　MRIのT2強調画像におけるjunctional zoneは閉経後に不明瞭となることが多く，生殖年齢においても性周期や蠕動の影響により鮮明でないこともある。

　b．頸部浸潤

　　腫瘍が頸部粘膜に限局すると判断されるものは頸部浸潤なしと判断し，正常頸部間質が腫瘍により欠損していると判断される場合には"頸部間質に浸潤する"と判断する（図4）。

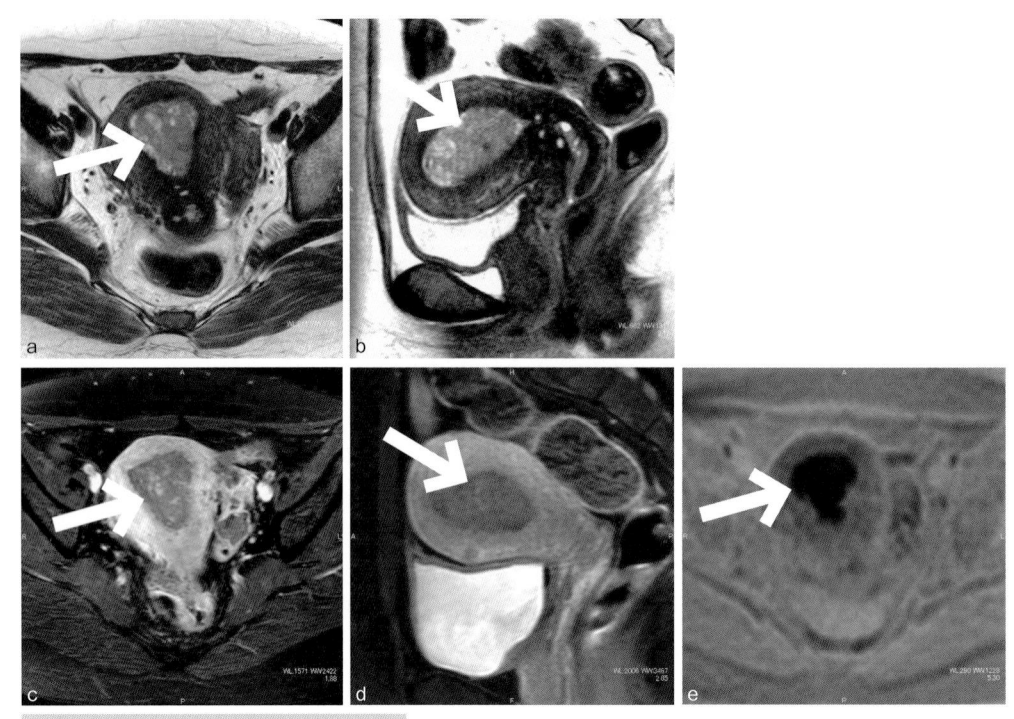

図1 48歳女性 類内膜腺癌G1

a. T2強調MRI画像　横断像
b. T2強調MRI画像　矢状断像
c. 造影後脂肪抑制T1強調MRI画像　横断像
d. 造影後脂肪抑制T1強調MRI画像　矢状断像
e. 拡散強調画像　横断像

子宮内腔を占拠する腫瘤性病変を認める（矢印）。T2強調画像ではjunctional zoneは保たれている。造影後T1強調画像では腫瘍の増強効果は周囲筋層よりも低い。拡散強調画像では腫瘍部の拡散が低下しており明瞭に描出されている。いずれの画像でも筋層浸潤はほとんどないと判断可能である。

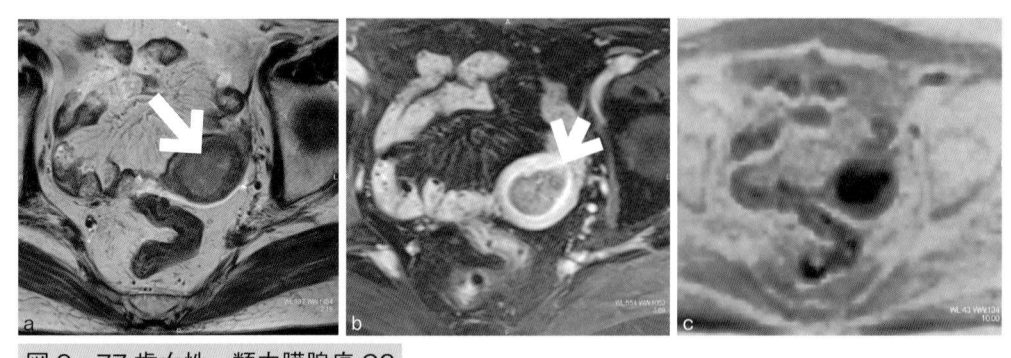

図2 77歳女性 類内膜腺癌G2

a. T2強調MRI画像　横断像
b. 造影後脂肪抑制T1強調MRI画像　横断像
c. 拡散強調画像　横断像

子宮内腔を占拠する腫瘤性病変を認める（矢印）。T2強調画像では子宮内腔の拡張および筋層の内膜面の不整を認める。造影後T1強調画像では腫瘍と筋層のコントラストが明瞭であり，特に左側壁に深い浸潤が疑われる（矢頭）。拡散強調画像でも腫瘍部は明瞭に描出されている。病理学的に筋層の1/2以上の浸潤がみられた。

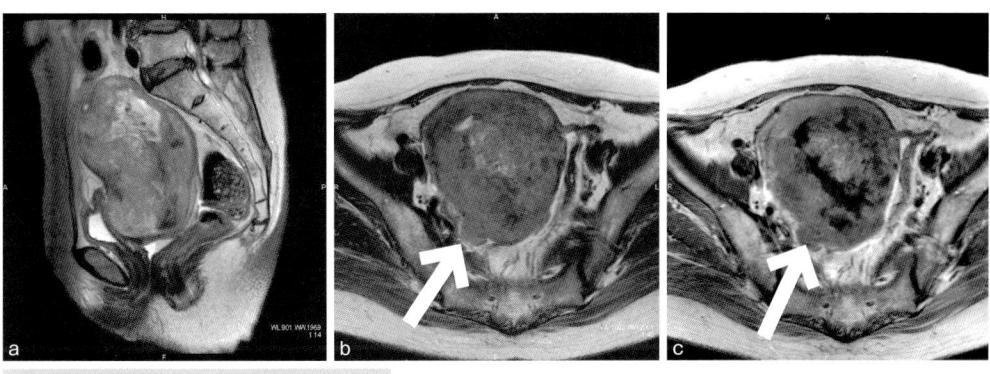

図3　68歳女性　類内膜腺癌 G3

a. T2 強調 MRI 画像　矢状断像
b. T2 強調 MRI 画像　横断像
c. 造影後 T1 強調 MRI 画像　横断像

子宮筋層はほぼ腫瘍で置換されている。右側壁では腫瘍が子宮筋層外へ突出し，漿膜外へ進展していることが示唆される（矢印）。

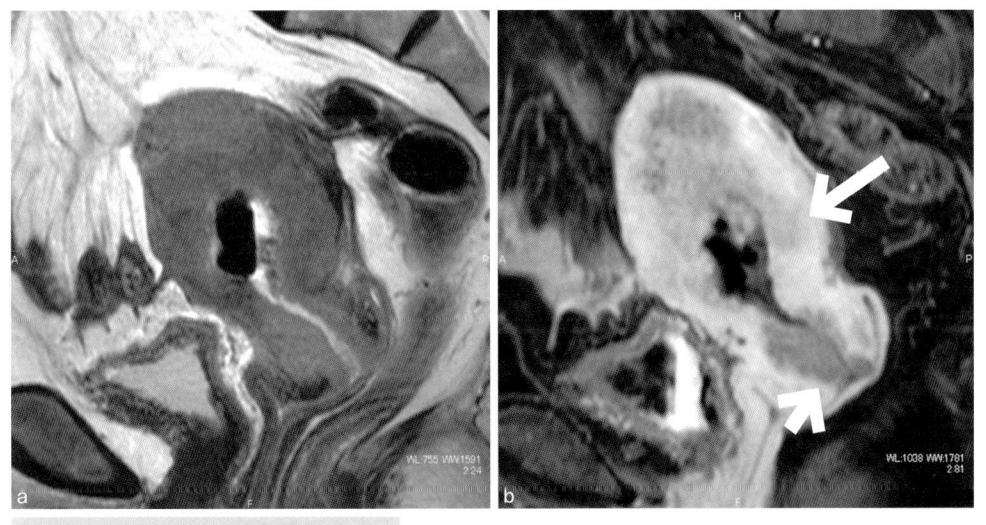

図4　61歳女性　類内膜腺癌 G2

a. T2 強調 MRI 画像　矢状断像
b. 造影後脂肪抑制 T1 強調 MRI 画像　矢状断像

T2 強調画像では，子宮体部から頸部にかけて，子宮の層構造がびまん性に消失しており，通常の筋層の信号強度より高信号を呈している。造影後 T1 強調画像では，残存する筋層よりも低信号を呈する腫瘍部の筋層 1/2 以上の浸潤が明らかである（矢印）。また子宮頸部間質への浸潤もみられる（矢頭）。子宮内腔には T2 強調画像にて低信号の病変を認め，凝血塊と思われる。

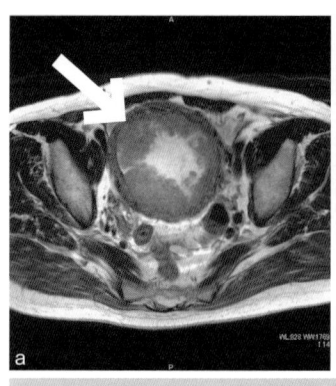

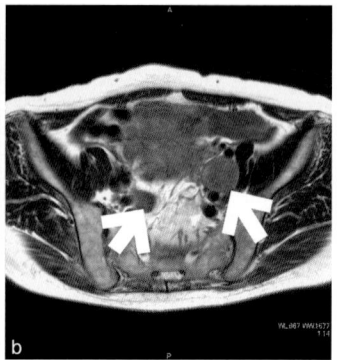

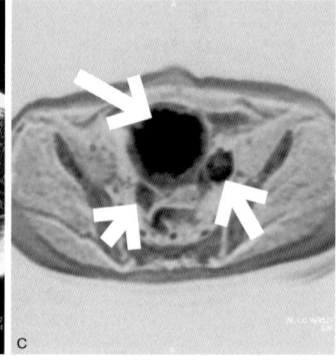

図5　59歳女性　類内膜腺癌 G1

a. T2強調 MRI 画像　横断像
b. T2強調 MRI 画像　横断像
c. 拡散強調画像　横断像

T2強調画像では子宮内腔を占拠する腫瘤性病変を認める（矢印）。頭側の断面では左右の骨盤リンパ節の腫大が明らかである（矢頭）。拡散強調画像でも，原発巣の腫瘍およびリンパ節腫大が明瞭に描出されている。

 c. 骨盤リンパ節転移

  リンパ節腫大は短径10 mm 以上をもって腫大とする（図5）。なお，リンパ節が腫大していても必ずしも転移とは限らず，反応性の腫大と転移による腫大は鑑別困難なことが少なくない。また治療効果の評価は明らかな腫大と考えられる15 mm 以上腫大したリンパ節で行う。

 d. 他臓器浸潤

  MRIによって膀胱や腸管への浸潤を評価する。この場合，単に腫瘤が臓器に接している場合は浸潤とせず，腫瘤によって明らかに壁浸潤がある場合をもって浸潤とする。

2. コンピュータ断層撮影（CT）

リンパ節転移や遠隔転移の診断において必須である。また骨盤部の評価においてはCTの診断能は MRI に劣るが，MRI が施行できない場合は造影CT によって局所の進展評価を行う。

 1）撮像法

  CTの撮像において，造影は禁忌の症例以外では必須である。造影においては非イオン性造影剤を投与し，胸部から骨盤部を撮影する。スライス厚は5 mm とする。

 2）評価法

  転移巣は周囲臓器と異なった吸収値の病変として描出される。また播種巣は不整な腹膜，腸間膜などの肥厚として描出される。骨盤リンパ節ならびに傍大動脈リンパ節の評価においては短径10 mm 以上をもって腫大とする（図6，7）。なお，リンパ節腫大，局所の評価の基準は MRI に準じる。

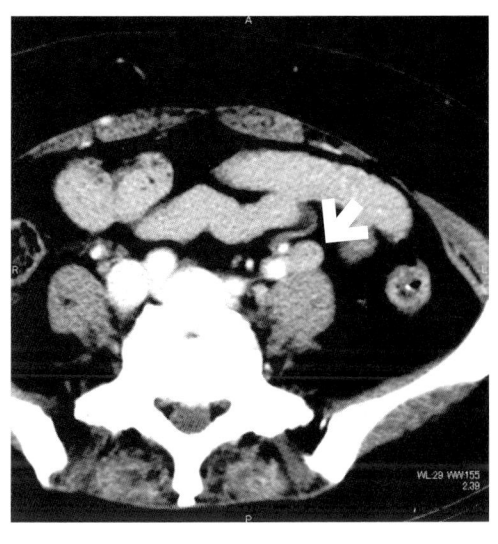

図6 52歳女性 類内膜腺癌G2
造影CT
左総腸骨リンパ節の腫大がみられる（矢印）。

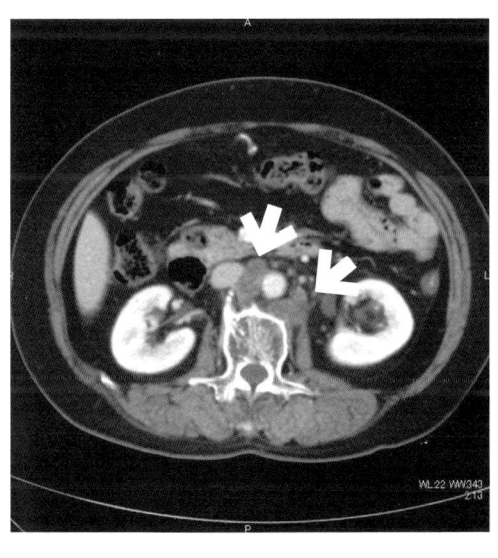

図7 70歳女性 類内膜腺癌G3
造影CT
傍大動脈に多発性にリンパ節腫大を認める（矢印）。

3. その他の画像診断法

　造影CTを施行した場合には排泄性尿路造影は不要である。またフルオロデオキシグルコース（FDG）を用いたPETやPET-CTは，原発巣のみならず脳転移を除いた転移巣や再発巣の診断に有効な情報を与えることがある。骨転移が疑われる場合は骨シンチも有用である。また脳や肝臓などに転移巣が疑われた場合には，必要に応じて造影MRIを行う。

4 治療法

a. 手術療法

1. 単純子宮全摘出術　simple（total）hysterectomy

　腹式，腟式あるいは鏡視下に行われる。一般の単純子宮全摘出術に準ずるが，腫瘍性病変の存在する場合には子宮頸部組織を残さない術式が必要であり，筋膜内術式（Aldridge術式）は不適当である。病巣最外端と切創縁との間の距離をおくため，腟壁を多少なりとも切除する必要がある。腟壁の一部（cuff）を切除する場合に拡大単純子宮全摘出術という用語が用いられることもある。

2. 準広汎子宮全摘出術　modified radical hysterectomy

　広汎子宮全摘出術と単純子宮全摘出術の中間的な術式である。膀胱子宮靱帯の前層を切断し，尿管を側方に寄せた後に子宮傍組織と腟壁を子宮頸部からやや離れた部位で切断する。リンパ節郭清の有無を問わない。

3. 広汎子宮全摘出術　radical hysterectomy with pelvic lymphadenectomy

　子宮および子宮傍組織（parametrium），腟壁および腟傍組織の一部を摘出し，骨盤内所属リンパ節を郭清する術式である。子宮傍組織は前方の膀胱子宮靱帯（前層および後層），側方の基靱帯，後方の仙骨子宮靱帯・直腸腟靱帯に区分される。

　諸種の術式のうち，欧米諸国ではWertheim術式，わが国では岡林術式を基本として変遷を経た術式が汎用されている。岡林術式の特徴は膀胱子宮靱帯の前層を処理した後に，後層も切断して尿管と膀胱を完全に子宮・腟から分離して腟を十分に切除することにある。子宮頸癌に対する基本治療術式であり，一般に臨床進行期IB期とⅡ期の症例が適応となっている。また，子宮体癌の深い頸部間質浸潤例に対しても用いられることがある。

b. 放射線療法

1. 放射線治療の分類

1）根治的放射線治療　curative radiation therapy, definitive radiation therapy
　　根治的手術を行わずに治癒を目的として行われる放射線治療。

2）術後照射　postoperative irradiation
　　根治的手術療法後に骨盤内再発の予防を目的として行われる放射線治療。術後再発の一定のリスクがある場合に行われる。不完全切除例のうち病理組織学的断端陽性例

は含めるが，明らかな肉眼的残存が認められるものは「残存例の放射線治療」として扱う。

3) 同時化学放射線療法　concurrent chemoradiotherapy

放射線治療と化学療法を同時併用する治療方法。根治的放射線治療，術後照射の両者で適用される。

2. 放射線治療の方法

1) 根治的放射線治療

原則として外部照射と腔内照射の併用にて行う。

(1) 外部照射　external beam irradiation

肉眼的腫瘍体積（gross tumor volume；GTV）に加え，原則として全骨盤領域（子宮頸体部・子宮傍組織・腟・卵巣・骨盤内リンパ節領域）を臨床標的体積（clinical target volume；CTV）とし，適切なマージンを加えて計画標的体積（planning target volume；PTV）とする。前後2門照射法，直交4門照射法，強度変調放射線治療法（intensity-modulated radiation therapy；IMRT）などの方法がある。

(2) 腔内照射　intracavitary irradiation

原則として外部照射を先行する。

高線量率（high dose rate；HDR）腔内照射を Ir-192 あるいは Co-60 を用いた remote afterloading system にて行うことが望ましい。

原則として子宮内アプリケータ（チューブ）に線源を留置して行う。

治療ごとにアプリケータ位置確認画像の取得と計算を行う。2方向のX線画像による2次元的計画，あるいは CT, MRI などを用いた3次元的計画を行う。

2) 術後照射

原則として外部照射単独あるいは腔内照射併用にて行う。腔内照射単独で行う場合もある。外部照射法は2.1) 根治的放射線治療に準じる。外部照射のCTVは2.1)(1)の定義から子宮頸体部を除いた範囲とする。腔内照射は腔内アプリケータ（オボイド）あるいは腟シリンダーアプリケータを用いる。

3. 放射線治療の品質保証・品質管理

安全で有効な放射線治療を施行するために，十分な品質保証（quality assurance；QA）・品質管理（quality control；QC）を行う。各種ガイドラインを参照し物理・技術面と臨床面のQA・QCを行う。

文　献

1) 日本放射線腫瘍学会：JASTRO用語・略語集．http://www.jastro.or.jp/glossary/

2) 日本放射線科専門医会・医会,日本放射線腫瘍学会,日本医学放射線学会編:婦人科,Ⅱ.子宮体癌,放射線治療ガイドライン 2008. http://www.kkr-smc.com/rad/guideline/2008/
3) 日本放射線腫瘍学会 QA 委員会:外部放射線治療における Quality Assurance(QA)システムガイドライン 2000. http://www.jastro.or.jp/guideline/
4) 日本放射線腫瘍学会 QA 委員会:密封小線源治療における Quality Assurance(QA)システムガイドライン(2002). 日放腫会誌 2002;14 suppl

c. 化学療法とホルモン療法

1. 再発例や進行例に対する化学療法

　不完全摘出の進行癌や遠隔転移例,再発例に対して化学療法の有効性が示されており,治療の第一選択になり得る。プラチナ製剤とアンスラサイクリン系製剤またはタキサン系製剤との併用が推奨されている。具体的には,アドリアマイシン(ドキソルビシン)+シスプラチン,パクリタキセル+カルボプラチンなどのレジメンが代表的である。さらに黄体ホルモンによるホルモン療法として,酢酸メドロキシプロゲステロン(MPA)が有用なことがある。

2. 術後補助療法としての化学療法

　術後補助療法を行うかどうかは,摘出標本における再発リスク分類(表1)に基づく。低リスク群に対しては,術後補助療法の有害事象が有効性を上回ることから補助療法自体が推奨されていない。中リスク群に対する術後補助療法の有効性はまだ明らかではなく,化学療法と放射線療法のどちらが良いかも含めて今後検討される課題である。高リスク群

表1　子宮体癌の術後再発リスク分類

低リスク群	類内膜腺癌 G1 あるいは G2 で筋層浸潤 1/2 以内 頸部浸潤なし 腹腔細胞診陰性 脈管侵襲なし 遠隔転移なし
中リスク群	類内膜腺癌 G3 で筋層浸潤 1/2 以内 類内膜腺癌で筋層浸潤 1/2 をこえる 頸部浸潤あり 腹腔細胞診陽性 脈管侵襲あり 漿液性腺癌,明細胞性腺癌あるいは未分化癌 遠隔転移なし
高リスク群	付属器・漿膜・基靱帯進展あり 腟壁浸潤あり 骨盤あるいは傍大動脈リンパ節転移あり 膀胱・直腸浸潤あり 腹腔内播種あり 遠隔転移あり

文献1)より引用

に対しては，術後補助療法として放射線療法より化学療法のほうが有効とする臨床試験があり，特に術後残存腫瘍2cm未満の症例に対しては，術後補助化学療法が推奨される。

　いずれの場合でもプラチナ製剤（シスプラチン，カルボプラチン）とアンスラサイクリン系製剤（ドキソルビシン），タキサン系製剤（パクリタキセル，ドセタキセル）の併用が推奨されている。

3. 妊孕性温存を希望する場合のホルモン療法

　高分化型類内膜腺癌で妊孕性温存を希望する場合に酢酸メドロキシプロゲステロン（MPA）が有用なことがある。しかし，この治療自体がまだ試験的なものであるので，十分なインフォームドコンセントを得たうえで，適切な施設で施行すべきである。

文　献

1) 日本婦人科腫瘍学会編：子宮体がん治療ガイドライン2009年版．金原出版，東京，2009

第2部

日本産科婦人科学会
婦人科腫瘍委員会への登録の実際

日本産科婦人科学会婦人科腫瘍委員会では，わが国における子宮体癌治療の現況とその治療成績を把握し，各治療機関における治療成績の相互認識，さらには国際的評価を可能にすることによって，子宮体癌治療成績の向上を図ることを目的として，加盟各機関で治療した子宮体癌症例の登録を行っている．

　各治療機関は，1月1日から12月31日の間に治療した症例を，翌年6月30日までに1例ごとに「子宮体癌登録・報告の原則」に従って，インターネットを利用したオンライン登録を行うことにより委員会へ報告する．

　委員会は各機関別および全機関統括の集計を行い，その結果を「婦人科腫瘍委員会報告 -子宮体癌患者年報-」として日本産科婦人科学会雑誌に毎年掲載する．

　またその予後に関しては，治療後3年および5年の時点で機関ごとに予後調査を行い，委員会ではその報告に基づき治療成績を集計・算出し，これを日本産科婦人科学会雑誌に「婦人科腫瘍委員会報告 -子宮体癌治療成績-」として掲載している．

　進行期の改訂により登録画面も一新したため，以降の説明は2012年治療症例から適応される．

1　子宮体癌登録・報告の原則

　治療患者の登録と報告は，毎年，前年1月1日から12月31日の間に治療を開始した患者につき，以下の原則に従って行う．

1) 子宮体部に原発した癌で，組織学的に確認されたもののみを報告する．
    (1) 子宮頸部と体部に同時に癌が認められ，原発部位を臨床検査あるいは術後組織検査で明確に決定できない場合は，その組織が腺癌であれば子宮体癌に，扁平上皮癌であれば子宮頸癌に分類する．
    (2) 子宮体部と卵管・卵巣に同時に癌が認められ，原発部位を決定できない場合は，それぞれに登録する．
    (3) 癌肉腫は子宮体癌に分類し報告する．
    (4) 日産婦1995の0期は分類より除外されたが，子宮内膜異型増殖症として登録は別に行う．

2) 各機関で初回治療を行った症例を報告する．
    (1) 当該年度で治療症例のない場合にもその旨を報告する．
    (2) 子宮体癌に対する治療が何らかの事情で中断し，以後まったく治療しなかった症例は「不完全治療例」として報告する．
    (3) 診断のみ行い，治療を行わなかった症例は報告より除外する．

(4) 試験開腹のみ行い，それ以後に子宮体癌に対する治療をまったく行わなかった症例は報告から除外する。
(5) 診断が最終的に細胞診のみによって下された場合は報告から除外する。
(6) 治療開始日は，子宮体癌治療を開始した年月日とする。

3) 子宮体癌の進行期分類は，原則として手術進行期分類（日産婦 2011, FIGO2008）およびUICCのTNM分類（第7版）を用いる。初回治療として手術がなされなかった症例（放射線療法や化学療法など）の進行期はMRI, CTなどの画像診断で日産婦2011進行期分類を用いて推定する。

4) 進行期，治療以外に腹水細胞診の結果，筋層浸潤の評価を治療前の画像診断および病理学的診断で行い，その結果を報告する。

5) 子宮内膜異型増殖症については，年報として，下記の項目を別途報告する。
　患者数，治療患者数，治療内容（子宮内膜全面搔爬，単純子宮全摘出術，単純子宮全摘出術＋リンパ節郭清，準広汎子宮全摘出術，準広汎子宮全摘出術＋リンパ節郭清，広汎子宮全摘出術，放射線療法，ホルモン治療，その他）

6) 当分の間，子宮肉腫に関しては登録は行わない。

2 治療成績の算出法

a. 2000年までの症例

治療成績は治療による障害など多面的に検討する必要があるが，基本的なものは治療後の生存率である．これは主に5年生存率で評価されるが，全症例および臨床進行期分類ごとの生存率で示すことが多い．

子宮体癌の場合，日本産科婦人科学会婦人科腫瘍委員会では，5年生存率は5年後に生存が確認された症例数を治療症例数で除した百分率（最小生存率）で表してきている．しかし，一般に相対生存率も使用されていた．相対生存率は実測生存率を期待生存率で除した百分率であり，期待生存率は生命表の方式で求めることが一般的になってきた．日本産科婦人科学会婦人科腫瘍委員会では，1984年治療症例から，相対生存率も求められるよう登録症例に年齢も記入することになった．相対生存率の求め方は，下記の補足および文献を参照されたい．

[補足]

癌の治療成績を評価する際に，治療の有害事象，後遺症，日常生活，社会生活への復帰の程度などの検討はもちろん欠かせぬことであるが，最も基本的なことは長期生存率であることは周知のとおりである．日本産科婦人科学会婦人科腫瘍委員会では5～10年生存率が報告されてきた．この場合の5年生存率とは，治療開始後5年以上経過した症例について，満5年後に生存を確認した症例数を治療症例数で除した百分率である．したがって，5年の時点で生死不明者は死亡とみなして計算する．生死不明者の比率が高いと生存率の信頼度が低くなることもあって，生死不明者を極力少数にすることが肝要であるが，まったく0にすることは難しい．そこで生死不明者の統計上の取扱いをいかにするかということが一つの問題点になる．

一方，前記の5年生存率を求める方法ではすべての症例が5年以上経過していなくてはならない．新しい治療法の評価をする際などは，5年以上経過症例数がまだ少ない時点で，5年未満経過症例の動向も反映したいことが多い．

以上の2つのこと，すなわち生死不明症例と，途中経過症例とを算入して計算する方法が考えられている．現在一般に用いられている方法はlife table method（生命表方式）とよばれている．

まず1年生存率を求める（もっと短い期間の生存率を求めたほうがよいと考えられるが，一般には1年ごとの生存率を用いている）．それは1から死亡率を減じた値とする．死亡率は1年以内の死亡者数を〔治療開始症例数－1/2（1年以内の生死不明者数＋1年未満経過症例数）〕で除した値である．次に1年経過時に生存が確認されている症例について，1年生存率を用いたのと同様にその後の1年の生存率を求め，それに先に求めた1年生存率を乗じて2年生存率とする．同様の計算を繰り返して5年生存率を求める．

続いて相対生存率（前記の生存率は実測生存率とよばれている）という概念が出てきた。5年経過中の死因を癌または癌の治療に基因する死亡と，癌とまったく関係のない原因による死亡とに分類することは治療成績の評価のうえで極めて重要であるが，その完全な実行は不可能である。また高齢者では癌以外の原因による死亡者の比率が高いので，高齢者の多い治療群では，若年層の多い治療群よりも癌による死亡は同率であっても実測生存率は低くなる。以上のことから，実測生存率を期待生存率（ある年齢の人がある年度である年数後に生存している確率。厚生労働省発表の生命表から求めることができる）で除した値を相対生存率とよんでいる。

　期待生存率の求め方としては，症例ごとに治療開始年度におけるその症例の年齢の1年期待生存率を用い，それから1年経過するごとの1年期待生存率を計算に入れる方法も用いられているが，一般には治療開始年度の5年期待生存率を症例ごとに求め，その算術平均でその群の5年期待生存率としていることが多い。

　日本産科婦人科学会婦人科腫瘍委員会では，5年後観察として，生存者，癌による死亡，行方不明，他疾患による死亡を分類して集計してきた。しかし，癌による死亡か他疾患による死亡かを決定するのが困難な症例が稀ではないので，1979年治療症例から，子宮癌に基因する死亡，その他の癌による死亡，癌と直接関係のない死亡，死因不明と死因を4つに分類した。これに生存および生死不明を加えた6分類で予後を表し，これと前記の相対生存率を併記することにした。なお生死不明例は，治療開始後どの時点で不明になったかということが相対生存率を求める際には必要であるから，最終生存確認日，すなわち少なくともその症例が生存していたことの確かな年月を求める必要がある（例えば退院後まったく消息不明であれば，退院日が最終生存確認日となる）。

b. 2001年以降の症例

　婦人科腫瘍委員会への症例登録は1988年よりフロッピーディスクにより実施されるようになった。また，この年には卵巣腫瘍の登録も開始された。2004年からはインターネットを利用したオンライン登録が開始されている。2001年登録症例からそれまでの最小生存率を改めKaplan-Meier法により生存曲線を作成し，生存率を計算している。その際，データの信頼性の観点から登録症例数に対して80％以上の予後報告がされた施設のデータのみを用いて解析している。

　Kaplan-Meier法は全症例を観察期間の短いものから長いものに順に並べ替え，イベント（死亡，打切り，最終確認日）ごとに生存率を計算する（生存例や打切り例では，生存確認時点や打切り時点では生存率を計算しない）。したがって，各死亡時点で生存率を計算することとなる。観察期間が同じ症例がある場合は，死亡例の順位を打切り例よりも先にして計算するのが慣例である。

文　献

1) 栗原　登，高野　昭：癌の治癒率の計算方法について．癌の臨床 1965；11：628-632
2) 福久健二郎，飯沼　武，緒志栄子：生存率計算とその問題点．癌の臨床 1978；24：737-746

3) 日本癌治療学会,癌の治療に関する合同委員会:日本癌治療学会・癌規約総論.金原出版,東京,1991,14-34

3 登録実施要項

　症例登録はオンラインで行う。日本産科婦人科学会ホームページ上の「婦人科腫瘍オンライン登録受付中」→「婦人科腫瘍オンライン登録」をクリックするか，もしくは「会員専用」に「ログイン」するとユーザー名とパスワードの入力画面になる。ユーザー名とパスワードを入力すると会員専用ページになる。そのページで「婦人科腫瘍オンライン登録受付中」もしくは「婦人科腫瘍委員会」をクリックして表示された画面において［子宮頸癌］GO-CC，［子宮体癌］GO-EM，［卵巣腫瘍］GO-OV のうちから［子宮体癌］GO-EM を選択する。UMIN のユーザー名とパスワードの入力画面となるが，ここでのユーザー名とパスワードは日本産科婦人科学会のものとは異なる。認証されれば次ページの画面が表示される。入力内容を選択し「子宮体癌登録実施要項」に沿って入力を行う。

オンライン報告入力要領

【登録コード】

code No.	
1	新規報告患者（追加したい患者）
2	既報告患者の内容変更
3	既報告患者の削除

【患者 No.】

自動表示（EM20XX- から始まる番号）

【年齢】

治療開始時点での満年齢を入力する。

【手術状況】

code No.	
1	手術施行例
2	手術未施行例
3	術前治療施行例

(1) FIGO，UICC の進行期分類は同じにすること。
(2) 術前に放射線治療や化学療法を施行した症例は「術前治療施行例」となる。進行期分類（FIGO，TNM）は画像診断を用いて臨床進行期を推定し登録，備考 1 欄に ypTNM として手術時所見に即して pTNM 分類を入力する。

【進行期分類】
1. FIGO 分類（日産婦 2011, FIGO2008）

code No.	
10	I 期（亜分類不明）
11	I A 期
12	I B 期
20	II 期
30	III 期（亜分類不明）
31	III A 期
32	III B 期
33	III C 期（亜分類不明）
34	III C1 期
35	III C2 期
40	IV 期（亜分類不明）
41	IV A 期
42	IV B 期

（1）漿膜，付属器浸潤の場合に T3a とし，腹水細胞診は進行期分類には用いない．

2. TNM 分類（UICC 第 7 版）
1）T 分類

code No.	
99	TX
00	T0
01	Tis
10	T1（亜分類不明）
11	T1a
12	T1b
20	T2
30	T3（亜分類不明）
31	T3a
32	T3b
40	T4

（1）Tis は上皮内癌であるが，日産婦 1995 では子宮内膜異型増殖症がこれに相当し，報告されてきた．FIGO 進行期分類の改訂により，Tis に該当する症例は存在しない．しかし，Tis は 2012 年治療症例から「年報」の入力画面より登録する．

(2) T0 と TX を混同しないこと。
　　T0：臨床所見より子宮体癌と診断したが，原発巣より組織学的な癌の診断ができないもの（組織学的検索をせずに治療を始めたものを含む）。
　　TX：組織学的に子宮体癌と診断したが，その進行度の判定が何らかの障害で不能なもの。

2）N 分類
　FIGO 分類改訂により，骨盤リンパ節と傍大動脈リンパ節はそれぞれ分けて結果を入力する。
　　a）リンパ節郭清とは，ある領域のリンパ節をリンパ管を含めてすべて切除することである。
　　b）リンパ節生検とは，転移が疑わしいリンパ節を切除する，または肉眼的に確認できるリンパ節を切除することである。

(1) 初回手術施行例
　a. 骨盤リンパ節（RP）

code No.

1	骨盤リンパ節を摘出しなかった（病理学的検索が行われなかった）
2	骨盤リンパ節の選択的郭清（生検）を行った
3	骨盤リンパ節の系統的郭清（すべての所属リンパ節）を行った

code No.

RP1	骨盤リンパ節の病理学的検索が行われなかったが，明らかな腫大を認めない
RP2	骨盤リンパ節の病理学的検索が行われなかったが，明らかな腫大を認める
RP3	骨盤リンパ節を摘出し，病理学的に転移を認めない
RP4	骨盤リンパ節を摘出し，転移を認める

　b. 傍大動脈リンパ節（RA）

code No.

1	傍大動脈リンパ節を摘出しなかった（病理学的検索が行われなかった）
2	傍大動脈リンパ節の選択的郭清（生検）を行った
3	傍大動脈リンパ節の系統的郭清（すべての所属リンパ節）を行った

code No.

RA1	傍大動脈リンパ節の病理学的検索が行われなかったが，明らかな腫大を認めない
RA2	傍大動脈リンパ節の病理学的検索が行われなかったが，明らかな腫大を認める
RA3	傍大動脈リンパ節を摘出し，病理学的に転移を認めない
RA4	傍大動脈リンパ節を摘出し，転移を認める

(2) 初回手術未施行例（画像診断での判定）

a. 計測手段

code No.

1	MRI
2	CT
3	PET-CT

b. 骨盤リンパ節（NP）

code No.

NPX	リンパ節転移を判定するための画像診断が行われなかったとき
NP0	骨盤リンパ節に転移を認めない
NP1	骨盤リンパ節に転移を認める

c. 傍大動脈リンパ節（NA）

code No.

NAX	リンパ節転移を判定するための画像診断が行われなかったとき
NA0	傍大動脈リンパ節に転移を認めない
NA1	傍大動脈リンパ節に転移を認める

3) M分類

M0	遠隔転移なし
M1	その他の遠隔転移の存在
M9	遠隔転移の判定不十分なとき

【組織診断】
1. 組織型

code No.	
11	類内膜腺癌
14	扁平上皮への分化を伴う類内膜腺癌
15	絨毛腺管型類内膜腺癌
16	分泌型類内膜腺癌
20	漿液性腺癌
30	明細胞腺癌
40	粘液性腺癌
50	扁平上皮癌
60	混合癌
61	移行上皮癌
62	小細胞癌
70	未分化癌
80	癌線維腫
81	癌肉腫
90	その他
99	不明（採取せず）

2. 分化度

code No.	
1	Grade 1
2	Grade 2
3	Grade 3
9	不明

【洗浄細胞診】

code No.	
1	陽性
2	陰性
3	未施行
4	不明

【筋層浸潤の有無】

(1) 初回手術施行例

a. 病理学的診断

code No.

1	浸潤なし
2	浸潤＜1/2
3	浸潤≧1/2
4	不明

(2) 初回手術未施行例（画像診断での判定）

a. 計測手段

code No.

1	MRI
2	CT
3	PET-CT

b. 画像診断による評価

code No.

1	浸潤なし
2	浸潤＜1/2
3	浸潤≧1/2
4	不明

【治療開始年月日】

癌に対する手術，化学療法，放射線療法が初めて行われた年月日を西暦で入力する。

【治療法】

code No.	
11	手術（骨盤・傍大動脈リンパ節郭清を伴う）
12	手術（骨盤リンパ節郭清のみを伴う）
2	手術（リンパ節郭清を伴わない）
3	腔内照射
4	体外照射
5	化学療法
6	免疫療法
7	ホルモン療法
8	その他の治療

(1) いくつかの治療を併用した場合には主治療を先に入力し，その他，施行した順に入力することを原則とする。ただし上記7つの治療法のうち，代表的なもの6つまでとすること。
(2) 術前治療施行例の場合は治療を行った順に入力する。
(3) 試験開腹または癌の原発巣を除去する以外の目的の手術（尿管移植，イレウス，尿瘻形成などに対する手術）は入力しない。
(4) 開腹で生検材料のみを採取し，閉腹したものは手術としない。
(5) 手術，放射線療法の補助として，化学療法，ホルモン療法，その他の治療を行ったが，その投与量が明らかに不十分とみなされる場合は治療として入力しない。
(6) 手術の選択（入力コード1および2）にあたってはリンパ節郭清を行ったか否かを確認すること。

【備考1】
　進行期分類の選択の項目にて「術前治療施行例」を選択した場合には，ypTNMとして手術時所見に即してpTNM分類を入力する。

【備考2】
　不完全治療，特筆すべきと考えられる事項を入力する。

3年および5年予後報告入力要領

【治療後の健否】

code No.	
10	生存（非担癌）
11	生存（担癌）
21	子宮体癌による死亡
22	他の癌による死亡
23	癌と直接関係のない死亡
29	死因不明
99	生死不明

(1) 治療後満3年および満5年について生存か否かを入力する。
(2) 癌による死亡で「子宮体癌による死亡」か「他の癌による死亡」か不明のときは「子宮体癌による死亡」とする。
(3) 死因がはっきりしないが癌による死亡が十分疑われる症例は「子宮体癌による死亡」とする（「死因不明」にしない）。

【最終生存確認年月日】

code No.	
1	（西暦年月日入力）
2	不明

(1) 最終生存確認年月日を西暦で入力する。
(2) 生死不明の患者はその生存を確認した最終年月日を入力する（退院後，行方不明の場合は退院日となる）。
(3) 死亡した患者は死亡年月日を入力する。その年月日が不明の場合は「不明」を選択する。

第3部

病理学的取扱い

主な改訂のポイント

1. 癌の深達度を pT 分類で表記することにした。
   組織型の違いにより，3通りの pT 分類を示した。
   従来の癌の深達度の表記（depth a, b, c）は用いない。
2. 子宮内膜間質腫瘍の組織型として未分化子宮内膜肉腫が新たに採用された。この中には従来の高悪性度子宮内膜間質肉腫が含まれる。
3. 検査材料の取扱い方の一部を改めた。

1 材料の取扱い，および検索方法

a. 生検材料

採取された検体は，速やかに十分量の固定液に浸す。提出された材料すべてを組織標本にするのが望ましい。

b. 筋腫核出材料

個数，大きさ，重量を計測する。少数の場合には各々を，多数の場合には代表的なものを計測する。

原則的には各々から組織標本を作製するが，数が多くいずれも同様の肉眼像を示す場合には，いくつかを抽出して組織標本を作製してもよい。

c. 子宮摘出材料

1) 材料全体，各部位，病変，それぞれの大きさ，重量を適宜計測する。
2) 子宮は通常，前壁正中をY字型に切り開く（図8）。子宮の前後は次の指標に従い確認する。
   a) 円靱帯は前方に位置し，卵管は後方に位置する。
   b) 腹膜の反転部位は，通常前面のほうが後面より上に位置する。
3) 材料が大きく変形しない程度に極力伸展して固定する。
4) 頸部，体部が含まれるように正中あるいは病変を通るように割を入れ，原則的にその一面すべてを組織標本にする。
5) 病変の局在に応じて4)で作製した面に平行に，あるいは垂直に割を入れ，肉眼像が異なる面，筋層に最も深く浸潤している面を組織標本にする（図9）。病変が不明な場合には，子

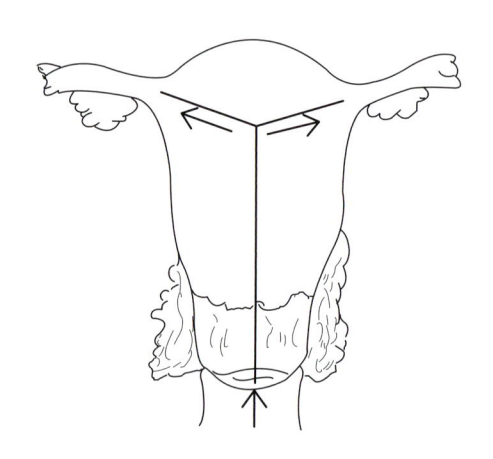

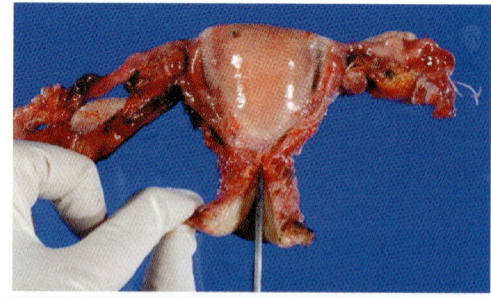

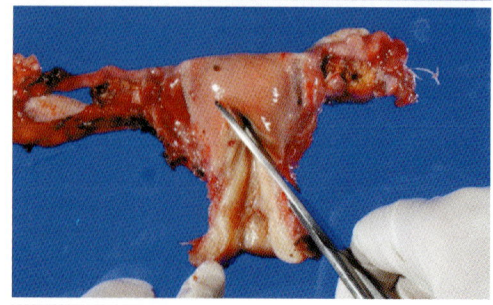

図8 Y字切開法

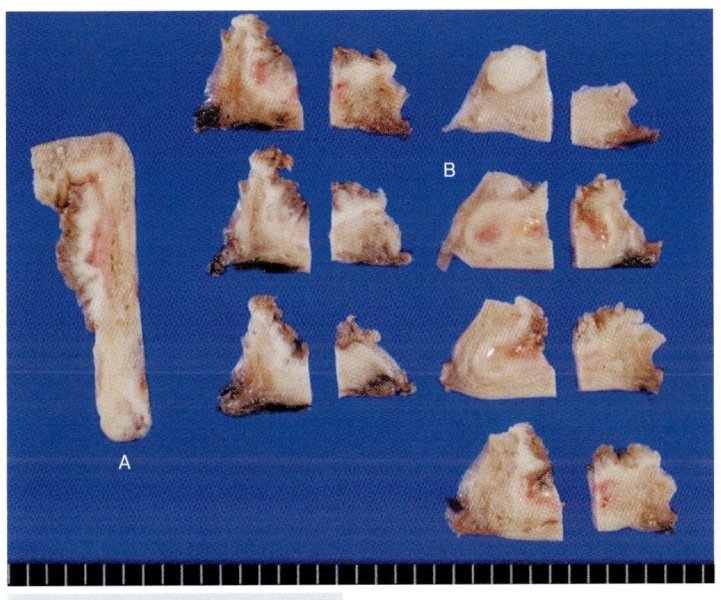

図9 病変を認識できる場合

A面：頸部，体部が含まれる正中面。すべて組織標本にする。
B面：最も深く進展・浸潤する面。この面はすべて組織標本にする。

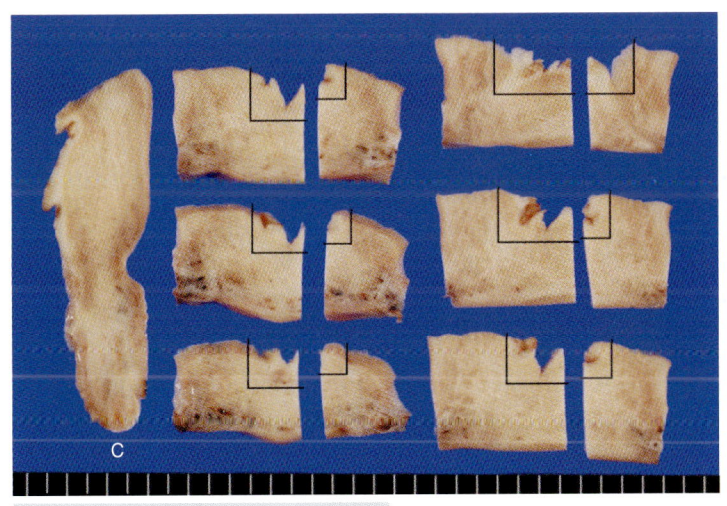

図10 病変を認識できない場合

C面：頸部，体部が含まれる正中面。すべて組織標本にする。
C面以外は内膜部分をすべて組織標本にする。

子宮内膜すべてを組織標本にする（図10）。

6) 付属器が合併切除されている場合，病変の有無にかかわらず代表的な面を組織標本にする。

7) リンパ節郭清が行われている場合，最大割面を基本に組織標本を作製する。

◆病理診断報告書の記載事項

(1) 組織型
(2) 肉眼分類
(3) 病変の大きさ
(4) pT 分類
(5) 脈管侵襲の有無・程度
(6) 郭清リンパ節の転移の有無・部位別の個数
(7) 病変以外の子宮の状態，および同時に切除された他臓器の状態

● pT 分類（UICC TNM 分類第 7 版）

a) 子宮内膜癌および癌肉腫

pTX	原発腫瘍の評価不能
pT0	原発腫瘍を認めない
pTis	上皮内癌
pT1	子宮体部に限局（子宮頸部上皮内進展も含む）
pT1a	筋層浸潤なし，あるいは筋層の 1/2 未満の浸潤
pT1b	筋層の 1/2 以上の浸潤
pT2	子宮頸部間質に浸潤するが，子宮に限局
pT3	子宮外への浸潤
pT3a	子宮体部漿膜，あるいは子宮付属器への浸潤・転移
pT3b	腟，あるいは子宮傍組織への浸潤・転移
pT4	膀胱粘膜，あるいは消化管粘膜への浸潤

b) 平滑筋肉腫および子宮内膜間質肉腫

pT1	子宮に限局
pT1a	5 cm 以下
pT1b	5 cm をこえる
pT2	骨盤内進展
pT2a	子宮付属器への浸潤
pT2b	子宮・子宮付属器をこえる骨盤内の浸潤
pT3	腹腔内転移
pT3a	1 カ所
pT3b	2 カ所以上
pT4	膀胱粘膜，あるいは直腸粘膜への浸潤

c) 腺肉腫

pT1	子宮に限局
pT1a	子宮内膜，子宮頸部に限局し，筋層浸潤を伴わない

pT1b　　筋層の 1/2 以下の浸潤
　　pT1c　　筋層の 1/2 をこえる浸潤
pT2　　骨盤内進展
　　pT2a　　子宮付属器への浸潤
　　pT2b　　子宮，子宮付属器をこえる骨盤内浸潤
pT3　　腹腔内転移
　　pT3a　　1 カ所
　　pT3b　　2 カ所以上
pT4　　膀胱粘膜，あるいは直腸粘膜浸潤

2 子宮体癌の肉眼分類

　子宮を展開したときの表面および割面の観察により，子宮体癌の発育様式から肉眼分類を以下のごとくする（図11）。肉眼分類が単一型で表現できないときは，優位な型をとる。

a. 局在による分類
　1）限局型（localized type）　　腫瘍が周囲組織へ圧排性に増大して限局しているもの
　2）びまん型（diffuse type）　　腫瘍が広く進展して子宮腔の大部分ないし全面を占めるもの

b. 発育方向による分類
　1）外向型（exophytic type）　　腫瘍の発育が主として子宮腔内へ隆起するもの
　2）内向型（endophytic type）　腫瘍が主として筋層内に進展するもの

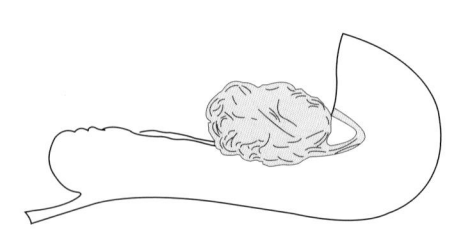

限局・外向型

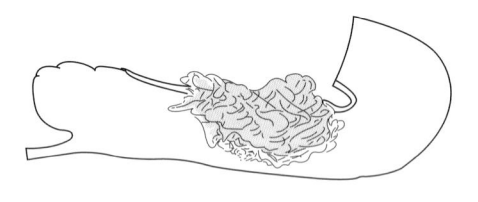

限局・内向型

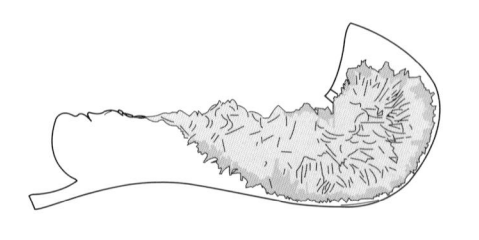

びまん・内向型

図11　子宮体癌の肉眼分類

3 組織分類

A. 上皮性腫瘍と関連病変　Epithelial tumours and related lesions
1）子宮内膜ポリープ　endometrial polyp
2）子宮内膜増殖症　(non-atypical) endometrial hyperplasia
3）子宮内膜異型増殖症　atypical endometrial hyperplasia
4）子宮内膜癌　endometrial carcinoma
   a）　類内膜腺癌　endometrioid adenocarcinoma
   ◆変異型
      (1) 扁平上皮への分化を伴う類内膜腺癌　endometrioid adenocarcinoma with squamous differentiation
      (2) 絨毛腺管型類内膜腺癌　endometrioid adenocarcinoma, villoglandular variant
      (3) 分泌型類内膜腺癌　endometrioid adenocarcinoma, secretory variant
      (4) その他　others
   b）　粘液性腺癌　mucinous adenocarcinoma
   c）　漿液性腺癌　serous adenocarcinoma
   d）　明細胞腺癌　clear cell adenocarcinoma
   e）　扁平上皮癌　squamous cell carcinoma
   f）　移行上皮癌　transitional cell carcinoma
   g）　小細胞癌　small cell carcinoma
   h）　未分化癌　undifferentiated carcinoma
   i）　混合癌　mixed carcinoma

B. 間葉性腫瘍　Mesenchymal tumours
1）子宮内膜間質腫瘍　endometrial stromal tumours
   a）　子宮内膜間質結節　endometrial stromal nodule
   b）　低悪性度子宮内膜間質肉腫　endometrial stromal sarcoma, low grade
   c）　未分化子宮内膜肉腫　undifferentiated endometrial sarcoma
2）平滑筋腫瘍　smooth muscle tumours
   a）　平滑筋腫　leiomyoma
   ◆組織学的変異型
      (1) 活動性核分裂型平滑筋腫　mitotically active leiomyoma
      (2) 富細胞平滑筋腫　cellular leiomyoma
      (3) 出血性富細胞平滑筋腫　heamorrhagic cellular leiomyoma
      (4) 類上皮平滑筋腫　epithelioid leiomyoma

　　　　　(5) 類粘液平滑筋腫　　myxoid leiomyoma
　　　　　(6) 異型平滑筋腫　　atypical leiomyoma
　　　　　(7) 脂肪平滑筋腫　　lipoleiomyoma
　　　◆増殖パターンによる変異型
　　　　　(1) びまん性平滑筋腫症　　diffuse leiomyomatosis
　　　　　(2) 解離性平滑筋腫　　dissecting leiomyoma
　　　　　(3) 静脈内平滑筋腫症　　intravenous leiomyomatosis
　　　　　(4) 転移性平滑筋腫　　metastasizing leiomyoma
　　b) 悪性度不明な平滑筋腫瘍　　smooth muscle tumour of uncertain malignant potential (STUMP)
　　c) 平滑筋肉腫　　leiomyosarcoma
3) その他の間葉性腫瘍　　other mesenchymal tumours
　　a) 子宮内膜間質・平滑筋混合腫瘍　　mixed endometrial stromal and smooth muscle tumour
　　b) 血管周囲性類上皮細胞腫　　perivascular epithelioid cell tumour (PEComa)
　　c) アデノマトイド腫瘍　　adenomatoid tumour
　　d) その他　　others

C. 上皮性・間葉性混合腫瘍　　Mixed epithelial and mesenchymal tumours

1) 良性上皮性・間葉性混合腫瘍　　benign mixed epithelial and mesenchymal tumours
　　a) 腺線維腫　　adenofibroma
　　b) 腺筋腫　　adenomyoma
　　◆変異型
　　　　　(1) ポリープ状異型腺筋腫　　atypical polypoid adenomyoma
2) 悪性上皮性・間葉性混合腫瘍　　malignant mixed epithelial and mesenchymal tumours
　　a) 腺肉腫　　adenosarcoma
　　b) 癌線維腫　　carcinofibroma
　　c) 癌肉腫　　carcinosarcoma

D. その他の腫瘍　　Other tumours

E. 二次性腫瘍　　Secondary tumours

F. 分類不能腫瘍　　Unclassified tumours

4 組織分類と診断基準

A. 上皮性腫瘍と関連病変　Epithelial tumours and related lesions

　上皮性腫瘍と関連病変には，悪性腫瘍としての子宮内膜癌，関連病変としての子宮内膜増殖症，子宮内膜異型増殖症および子宮内膜ポリープが含まれる。

　子宮内膜増殖症は上皮細胞の異型の有無により，異型を伴わない子宮内膜増殖症と異型を伴う子宮内膜増殖症（子宮内膜異型増殖症）の二つに分けられる。さらにそれぞれ腺構造の異常の程度によって単純型と複雑型に分類される。子宮内膜増殖症の英語表記は hyperplasia（過形成）であるが，遷延するエストロゲン刺激による真の過形成性変化が含まれるとともに，モノクローナルな真の腫瘍性増殖をも含んでいる。本規約ではこれまでの慣例に従って子宮内膜増殖症の用語を用いることとした。

　異型を伴わない子宮内膜増殖症の多くはエストロゲン依存性の過形成性変化であるのに対して，異型を伴う子宮内膜増殖症は癌と併存，あるいは癌に進行する危険性があるため，適切な治療が必要である。近年，子宮内膜増殖症にかわる用語として子宮内膜上皮内腫瘍 endometrial intraepithelial neoplasia（EIN）が提唱されている。EIN の診断基準は，厳密に腫瘍性の内膜増殖性病変を認識するために，腺管の構築と異型よりも背景内膜を構成する内膜腺とのコントラストを重視している。EIN は癌が併存あるいは将来発生するリスクが高く，モノクローナルな病変であることが多いことが示されており，増殖症にかわる用語として有用である可能性がある。しかし，国際的には広く受け入れられているとはいえず，現行の WHO 分類（2003 年）でも紹介のみにとどまっており正式に採用されていない。本規約においても増殖症にかわる用語としての使用は時期尚早と判断し，参考としての記載にとどめた。

1）子宮内膜ポリープ　endometrial polyp（図譜 1, 2）

> 内膜腺と間質の増生から構成される良性隆起性病変である。

　肉眼的には小型で半球状のものから，外子宮口から脱出する有茎性のものまでさまざまである。腺管は種々の程度の拡張や分岐を示し，配列も不規則である。平滑筋増生を伴うことがある。間質は線維性であることが多く，筋性の厚い壁をもつ血管を伴うことが少なくない。約 20％は多発する。腺上皮はホルモンに反応しないため通常は周期性変化を示さないが，分泌性変化，さまざまな化生性変化を示すことがある。内膜ポリープからは増殖症，類内膜腺癌，漿液性腺癌，あるいはその他の悪性腫瘍が発生することがある。タモキシフェン療法に関連する内膜ポリープは特に大きく，間質線維化が顕著で，粘液化生のみられることが少なくない。

2) 子宮内膜増殖症（non-atypical）endometrial hyperplasia（図譜3〜6）

> 異型を伴わない子宮内膜腺の過剰増殖で，増殖期内膜腺上皮に類似している。

　子宮内膜増殖症は，限局する場合と広範に存在する場合がある。構成する上皮は通常，増殖期の内膜腺上皮に類似し，細胞は高円柱状で核は楕円形である。核の大きさと形は均一で，細胞と核の長軸が基底膜に垂直である。腺上皮は局所的あるいは広範囲に分泌性変化，桑実胚様細胞巣，好酸性変化，乳頭状変化などを示すことがある。子宮内膜増殖症は子宮内膜ポリープ，子宮内膜炎に伴う腺の反応性変化，不規則増殖期内膜，ホルモン依存性内膜剝離，および類内膜腺癌 Grade 1 と区別しなければならない。

　構築によって子宮内膜増殖症は単純 simple 型と複雑 complex 型に分けられる。

　単純型子宮内膜増殖症は本規約初版の囊胞性腺増殖症 cystic glandular hyperplasia にほぼ相当する。領域性を示す腺の拡張によって特徴づけられ，スイスチーズ様と表現される。腺の形は原則として円形・楕円形であるが，中等度までの不整を示すものもある。腺管の間には比較的豊富な間質が介在している。子宮内腔に向かって屈曲・蛇行しながらも平行に配列する既存の内膜腺の構築からは，明らかに逸脱している。これに対して，不規則増殖期内膜 disordered proliferative phase endometrium においても内膜腺の拡張がみられるが，拡張した内膜腺の間に正常の内膜腺が介在している点で区別される。しかし，内膜増殖症と不規則増殖期内膜の違いは量的な差異に過ぎず，形態像には重複がみられる。囊胞性萎縮 cystic atrophy は，上皮細胞が扁平ないし立方状である点で区別される。

　複雑型子宮内膜増殖症では，囊胞からの腺管の突出あるいは上皮の陥入により，構築がより不規則である。腺管は密集し，間質量が著しく少ない。

3) 子宮内膜異型増殖症　atypical endometrial hyperplasia（図譜7〜17）

> 細胞異型を伴う子宮内膜腺の過剰増殖である。

　ここでいう細胞異型とは，主として核の腫大と円形化，空胞化，核小体の明瞭化，極性の乱れ，核の重積などをいう。異型を伴わない子宮内膜増殖症と同様に単純型と複雑型に分けられるが，構造異型よりも細胞異型が予後とよく相関するため，両者の区別はさほど重要ではない。実際には子宮内膜異型増殖症は複雑型が大部分を占め，純粋な単純型は稀である。単純型は，漿液性腺癌の前駆病変である漿液性子宮内膜上皮内癌 serous endometrial intraepithelial carcinoma（SEIC）との鑑別を要する点で重要である。SEIC の場合には，子宮内膜異型増殖症と比較して核の多形性が顕著で，核分裂が多い傾向がある。子宮内膜異型増殖症（複雑型）は，類内膜腺癌 Grade 1 との鑑別を要する。間質への浸潤を認めるとき，腺癌とする。間質浸潤を示唆する所見としては，線維形成性間質反応 desmoplasia，腺管の癒合や篩状胞巣，乳頭状増殖，間質の壊死などが挙げられる。概念的に考えられる非浸潤性類内膜腺癌 non-invasive endometrioid adenocarcinoma は分類上は設定されておらず，子宮内膜異型増殖症に含まれる。

4）子宮内膜癌　endometrial carcinoma

子宮内膜から発生する癌腫で，エストロゲンに依存性を示すⅠ型とエストロゲンに非依存性のⅡ型に分けられる。Ⅰ型の大半が類内膜腺癌で占められる。Ⅱ型には漿液性腺癌や明細胞腺癌などがあり，多くが萎縮性内膜を背景に発生する。Ⅰ型に比べてⅡ型は好発年齢が高く予後不良である。

a）類内膜腺癌　endometrioid adenocarcinoma（図譜 18 〜 41）

> 増殖期内膜腺上皮に類似性を示す腺癌である。

多くは管状構造を特徴とし，高分化なものでは内膜腺上皮に類似した円柱状の腫瘍細胞が単層ないし重層化を示して基底膜に垂直に配列し，表層に向かっての極性がみられる。子宮内膜異型増殖症（複雑型）とは間質浸潤の有無で区別される。

構造異型と細胞異型（主として核異型）によって3つのGradeに分けられる。充実性胞巣の割合が増すに従ってGradeが上がるが，扁平上皮への分化や桑実胚様細胞巣morulaの形成はGradeには影響を与えない。核異型の程度が高度であればGradeが上がることに留意する必要がある。すなわち，構造的にGrade 1（G1）の定義を満たしても核異型が顕著であればGrade 2（G2）に，同様にGrade 2がGrade 3（G3）になる。なお，管状構造が明瞭な癌でも強い核異型を示すものは，漿液性腺癌や明細胞腺癌などのⅡ型体癌と鑑別を要する。

Grade 1：明瞭な腺管構造が大半を占め，充実性胞巣からなる領域が5％以下。
Grade 2：充実性胞巣からなる領域が5％をこえるが50％以下。ただし，充実性成分が5％以下でも核異型が強い場合。
Grade 3：充実性胞巣からなる領域が50％をこえる。ただし，充実性成分が50％以下でも核異型が強い場合。

類内膜腺癌は子宮内膜増殖症を前駆病変として発生し，あるいは背景病変としてしばしば伴い，種々の程度に扁平上皮への分化を示すものが少なくない。腺筋症に由来することもある。分化度は子宮内膜異型増殖症との鑑別を要する高分化なものから，異型が強く未分化癌や肉腫などとの鑑別を要するものまで組織学的な幅が広い。細胞異型は概ね構造異型に相関して，Grade 1は軽度，Grade 3は高度で，Grade 2はそれらの中間を示す。類内膜腺癌には通常のタイプの他にいくつかの変異型がある。

◆変異型

(1) 扁平上皮への分化を伴う類内膜腺癌　endometrioid adenocarcinoma with squamous differentiation（図譜 37, 38）

> 良性または悪性の形態を示す扁平上皮への分化が顕著な類内膜腺癌である。

扁平上皮の性格を示す細胞には以下のような特徴がある。細胞境界が明瞭で比較的広い細胞質は好酸性あるいは淡好酸性を呈し，すりガラス状のこともある。著明な角化を伴ったり，細胞間橋が確認できる場合がある。腺管を形成する癌の成分と移行してシート状に配列する。なお，扁平上皮への分化は予後に影響を与えないことから，

Grade の決定因子である充実性胞巣とはみなされない。

扁平上皮成分の異型が強くない場合は腺棘細胞癌 adenoacanthoma，異型が明らかな場合は腺扁平上皮癌 adenosquamous carcinoma とよばれていた。

(2) 絨毛腺管型類内膜腺癌　endometrioid adenocarcinoma, villoglandular variant（図譜 39, 40）

絨毛腺管構造を特徴とする類内膜腺癌である。

比較的異型の弱い癌細胞が繊細で狭い間質を伴って鋸歯状ないしシダ状を呈し，腫瘍全体の広い範囲を占める。複雑な乳頭状構造を示す漿液性腺癌や明細胞腺癌などでみられる強い核異型は示さない。

(3) 分泌型類内膜腺癌　endometrioid adenocarcioma, secretory variant（図譜 41）

初期分泌期の内膜腺上皮に類似性を示す類内膜腺癌である。

グリコーゲンを含む明瞭な核下空胞をもつ腫瘍細胞からなる。核異型が弱いため，腺管の癒合や篩状構造，複雑な腺管構造などが悪性の指標になる。単一の組織型として存在することもあるが，通常の類内膜腺癌との併存が多い。

その他の変異型として，腺癌細胞の大半に線毛がみられる線毛細胞型類内膜腺癌 endometrioid adenocarcinoma, ciliated cell variant などがある。

b)　粘液性腺癌　mucinous adenocarcinoma（図譜 42, 43）

ほとんどの腫瘍細胞が細胞質内に豊富な粘液を含む腺癌である。

類内膜腺癌の一部としてみられることや，背景に粘液化生を伴うことがある。内頸型が多いが，腸型，胃型の粘液性腺癌も報告されている。子宮頸部の微小腺管過形成 microglandular hyperplasia に似た微細な腺管が増殖するものは，微小腺管癌 microglandular carcinoma とよばれる。

腺腔内にのみ粘液がみられるものや，細胞質内の粘液が少量なものは，粘液性腺癌に含めない。

c)　漿液性腺癌　serous adenocarcinoma（図譜 44〜46）

高度な異型を示す腫瘍細胞の複雑な乳頭状増殖や芽出 budding を特徴とする腺癌である。

腫瘍細胞が充実性に増殖することもある。その場合にも，時にスリット状の空隙がみられる。砂粒体 psammoma body がみられることがある。しばしば高齢者の内膜ポリープ内にみられる。

◆漿液性子宮内膜上皮内癌　serous endometrial intraepithelial carcinoma（図譜 47, 48）

間質浸潤はみられないが，漿液性腺癌を構成する細胞と同様な異型上皮が増殖する腫瘍である。類内膜腺癌と異なり，間質浸潤がなくても腹腔内など子宮外への転移や併存を来すリスクが高いため，癌と診断すべきである。

d) 明細胞腺癌　clear cell adenocarcinoma（図譜 49〜51）

> グリコーゲンに富む淡明な細胞質をもつ細胞や，わずかな細胞質と大型核を有して鋲釘 hobnail 状の形態をとる腫瘍細胞によって構成される腺癌である。

　腫瘍細胞は大型核をもち，核小体も腫大していることが多い。構造的には乳頭状，腺管状，充実性胞巣状などの増殖形態を示す。間質に好酸性の硝子様物質がみられることがあるが，これは基底膜物質の蓄積であり，基底膜を構成するⅣ型コラーゲンやラミニンを含んでいる。

e) 扁平上皮癌　squamous cell carcinoma（図譜 52）

> 扁平上皮への分化を示す細胞のみが増殖する癌腫である。

　子宮頸部の扁平上皮癌が子宮体部に進展しているものと鑑別を要する。極めて分化度が高い疣状癌 verrucous carcinoma は扁平上皮癌の亜型である。子宮魚鱗癬 ichthyosis uteri や扁平上皮化生を背景に生じることがある。

f) 移行上皮癌　transitional cell carcinoma（図譜 53）

> 重層性を示す腫瘍細胞が線維血管性の間質を芯として乳頭状に増殖する癌腫である。

　尿路系にみられる乳頭状尿路上皮癌に類似する。浸潤部では充実性胞巣状となることがある。

g) 小細胞癌　small cell carcinoma（図譜 54, 55）

> 小型で N/C 比の高い腫瘍細胞が密に増殖する癌腫である。

　肺の小細胞癌に類似した癌腫である。多数の核分裂像がみられ，壊死を伴うことが多い。神経内分泌細胞の性格（グリメリウス染色陽性，クロモグラニン A，シナプトフィジン，CD56 などの発現，電子顕微鏡による神経内分泌顆粒の確認）を示すことがあり，その確認は小細胞癌と診断するために有用である。

h) 未分化癌　undifferentiated carcinoma（図譜 56, 57）

> いかなる組織型にも該当しない未分化な癌腫である。

　腫瘍細胞は中〜大型であり，多核巨細胞が出現することもある。類内膜腺癌 Grade 3 との鑑別は，わずかにみられる腺管構造の有無で行う。また，未分化内膜肉腫との鑑別は，上皮性マーカー（サイトケラチン，EMA など）の発現や，鍍銀法でみられる細網線維のパターンを参考にする。

i) 混合癌　mixed carcinoma

> 複数の組織型が混在する癌腫で，各成分は腫瘍全体の 10% 以上を占めるものである。確認された各組織型を記載する。

　類内膜腺癌の中に扁平上皮癌成分が混在する癌腫はここには含めず，扁平上皮成分を伴う類内膜腺癌とする。腺癌と未分化癌が混在するものは，両者をあわせて Grade を決めるのではなく，混合癌と診断する。WHO 分類に挙げられている混合腺癌 mixed adenocarcinoma は類内膜腺癌，粘液性腺癌などのⅠ型の腺癌と，漿液性腺癌，明細胞腺癌などのⅡ型の腺癌が混在するものを指す。

B. 間葉性腫瘍　Mesenchymal tumours

子宮内膜間質腫瘍，平滑筋腫瘍，子宮内膜間質・平滑筋混合腫瘍，およびその他の間葉性腫瘍に分類される。

1）子宮内膜間質腫瘍　endometrial stromal tumours

a）子宮内膜間質結節　endometrial stromal nodule

> 子宮内膜間質細胞に類似した細胞からなる良性腫瘍である。

　周囲の子宮内膜あるいは子宮筋層との境界部では圧排性に増生し，脈管侵襲は示さない。

b）低悪性度子宮内膜間質肉腫　endometrial stromal sarcoma, low grade（図譜 58, 59）

> 子宮内膜間質細胞に類似した細胞からなる肉腫である。

　子宮内膜間質結節と低悪性度子宮内膜間質肉腫は，正常の子宮内膜間質細胞に類似した細胞よりなり，強拡大視野ではいずれも同様の組織像を示し得るが，子宮内膜間質結節では周囲とは圧排性の境界を示すのに対し，低悪性度子宮内膜間質肉腫では周辺組織や脈管を侵襲する点が異なる。平滑筋化生，腺管あるいは性索様構造を示す小病巣は，このいずれにもみられる場合がある。核分裂像は一般に少ないが，多い場合でも悪性度の目安にはならない。リンパ管内間質筋症 endolymphatic stromal myosis は低悪性度子宮内膜間質肉腫に含まれる。

c）未分化子宮内膜肉腫　undifferentiated endometrial sarcoma（図譜 60）

> 子宮内膜間質細胞由来を示唆する組織像を示さない未分化肉腫である。

　内膜間質細胞との類似性の乏しい多形性の目立つ肉腫細胞よりなる。高悪性度子宮内膜間質肉腫 endometrial stromal sarcoma, high grade に相当する腫瘍も未分化子宮内膜肉腫に含まれる。

2）平滑筋腫瘍　smooth muscle tumours

a）平滑筋腫　leiomyoma（図譜 61）

> 平滑筋由来細胞からなり，さまざまな量の線維性間質を伴う良性腫瘍である。

　通常の平滑筋腫のほかに，組織学的な変異型と増殖パターンによる変異型がある。

◆組織学的変異型

（1）活動性核分裂型平滑筋腫　mitotically active leiomyoma

　高い核分裂活性を伴う平滑筋腫である。強拡大 10 視野あたり 5 個以上の核分裂像が認められるものとされる。

（2）富細胞平滑筋腫　cellular leiomyoma（図譜 62, 63）

　周辺の子宮筋層と比べて有意に細胞密度の高い平滑筋腫である。核の多形性，目立った核分裂像，凝固壊死巣などは認められない。

（3）出血性富細胞平滑筋腫　hemorrhagic cellular leiomyoma

　出血を伴う富細胞平滑筋腫である。避妊薬使用中や，妊娠・産褥期に多い。

(4) 類上皮平滑筋腫　epithelioid leiomyoma（図譜 64）

上皮細胞類似の細胞からなる平滑筋腫である。平滑筋芽腫 leiomyoblastoma，明細胞平滑筋腫 clear cell leiomyoma，網状平滑筋腫 plexiform leiomyoma もここに分類される。

(5) 類粘液平滑筋腫　myxoid leiomyoma

平滑筋細胞の間に類粘液性物質が豊富な平滑筋腫である。核分裂像は認められないか極めて少ない。

(6) 異型平滑筋腫　atypical leiomyoma（図譜 65, 66）

多形性の核をもち核分裂像をほとんど示さない巨細胞が含まれる平滑筋腫である。凝固壊死巣は認められない。変形平滑筋腫 bizarre leiomyoma，合胞体平滑筋腫 symplastic leiomyoma，あるいは多形性平滑筋腫 pleomorphic leiomyoma ともよばれる。平滑筋芽腫 leiomyoblastoma，明細胞平滑筋腫 clear cell leiomyoma，網状平滑筋腫 plexiform leiomyoma もここに分類される。

(7) 脂肪平滑筋腫　lipoleiomyoma（図譜 67）

成熟脂肪細胞を豊富に含む平滑筋腫である。比較的多く認められる変異型である。

◆増殖パターンによる変異型

(1) びまん性平滑筋腫症　diffuse leiomyomatosis

無数の小さな平滑筋腫が癒合して子宮筋層の大部分を置換する。多くの場合，1 cm 以下の無数の腫瘍結節からなる。稀な病変である。

(2) 解離性平滑筋腫　dissecting leiomyoma

筋層間や広間膜に分け入るように数珠状に進展する平滑筋腫である。子宮外に進展した場合，肉眼上，胎盤分葉 cotyledon に類似し，胎盤分葉状平滑筋腫 cotyledonoid leiomyoma とよばれることがある。

(3) 静脈内平滑筋腫症　intravenous leiomyomatosis（図譜 68）

静脈内に増殖するが，細胞学的には良性の形態を示す平滑筋腫である。静脈内平滑筋腫症は連続性に子宮内外の静脈へ，時にはさらに右心内へ進展し，致命的になることがある。この病変は，静脈壁または子宮筋層の平滑筋から発生すると考えられる。組織学的に異型を示す変異型が存在するが，腫瘍がはっきりした核異型と核分裂像を示す場合には平滑筋肉腫と診断される。

(4) 転移性平滑筋腫　metastasizing leiomyoma

子宮摘出後何年も経ってから，肺や骨盤リンパ節などの子宮以外の部位に転移が発見されるが，組織学的に良性にみえる平滑筋腫瘍である。転移巣が存在し，子宮および子宮外の腫瘍がいずれも組織学的に悪性所見がない場合にのみ，この診断をつけることができる。子宮外の腫瘍が転移性病変か多発性腫瘍の一病変かについては議論の分かれるところである。

b) **悪性度不明な平滑筋腫瘍** smooth muscle tumour of uncertain malignant potential（STUMP）

> 通常用いられている基準では良性とも悪性とも確実には診断できない平滑筋腫瘍である。

　細胞密度，核の多形性，核分裂像，壊死のタイプ（凝固壊死か硝子様壊死か）などの個々の診断基準を当てはめても悪性度を判定できない腫瘍である。この診断を適用する場合は，良性とも悪性とも確実には診断できない理由を記載する。

c) **平滑筋肉腫** leiomyosarcoma（図譜 69 ～ 71）

> 平滑筋細胞由来の悪性腫瘍である。

　稀な腫瘍であり，多くは閉経後の女性に発生する。典型的な平滑筋肉腫は，その高い細胞密度，著しい核の多形性，異型分裂像を含む高頻度の核分裂像，腫瘍の凝固壊死の存在，および腫瘍境界部の浸潤性所見により，平滑筋腫とは区別される。核分裂像は強拡大 10 視野あたり 15 個以上認められる。

◆**変異型**

（1）**類上皮平滑筋肉腫** epithelioid leiomyosarcoma（図譜 72, 73）
　上皮細胞類似の細胞からなる平滑筋肉腫である。核分裂像が少ないことがある。

（2）**類粘液平滑筋肉腫** myxoid leiomyosarcoma（図譜 74）
　粘液性物質が腫瘍細胞間にみられる浸潤性の平滑筋腫瘍である。この腫瘍は核異型や核分裂像が乏しいことがあり，診断はもっぱら境界部の浸潤性による。

3) **その他の間葉性腫瘍** other mesenchymal tumours

a) **子宮内膜間質・平滑筋混合腫瘍** mixed endometrial stromal and smooth muscle tumour

> 組織学的に子宮内膜間質細胞と平滑筋細胞の双方への分化を示す腫瘍である。

　量的にかなりの部分が子宮内膜間質細胞と平滑筋細胞の双方への分化を示す腫瘍である。この型の腫瘍には，良性，悪性あるいは悪性度不明のものが含まれる。悪性度は，その構成成分のうちの最も悪性度の高い成分によって決定される。平滑筋細胞への分化の有無は通常の組織染色の所見で明らかでなければならない。免疫組織化学による平滑筋細胞への分化の証拠のみでは，混合腫瘍の診断の十分な根拠とはならない。

b) **血管周囲性類上皮細胞腫** perivascular epithelioid cell tumour（PEComa）（図譜 75）

> HMB-45 陽性の類上皮細胞の形態をとる間葉性腫瘍である。

　多くは血管周囲性に類上皮細胞様の腫瘍細胞が配列する。血管筋脂肪腫，リンパ管筋腫症に類似するものもあり，いずれも血管周囲類上皮細胞に由来すると考えられている。

c) **アデノマトイド腫瘍** adenomatoid tumour（図譜 76, 77）

> 子宮漿膜と筋層に発生する中皮細胞由来の良性腫瘍で，腺管様構造を形成するものである。

　腺管様構造は異型のない核をもつ扁平または立方状細胞に覆われている。しばしば

腫瘍と非腫瘍部との境界が明瞭ではないが，この腫瘍は良性である。

d) その他　others

子宮以外の部位で一般的に認められる間葉性腫瘍である。血管腫 hemangioma, リンパ管腫 lymphangioma, 脂肪腫 lipoma, 血管筋脂肪腫 angiomyolipoma, 横紋筋肉腫 rhabdomyosarcoma, 軟骨肉腫 chondrosarcoma, 骨肉腫 osteosarcoma および脂肪肉腫 liposarcoma などがある。

C. 上皮性・間葉性混合腫瘍　Mixed epithelial and mesenchymal tumours

上皮性，間葉性両成分から構成される腫瘍である。

1) 良性上皮性・間葉性混合腫瘍　benign mixed epithelial and mesenchymal tumours

a) 腺線維腫　adenofibroma

上皮性，間葉性両成分からなる良性腫瘍である。

稀な腫瘍である。上皮性成分は子宮内膜腺上皮細胞に類似しており，乳頭状・管状構造を示す。間葉性成分は線維芽細胞に類似している。

b) 腺筋腫　adenomyoma

子宮内膜腺様の腺管と平滑筋腫様の間葉性成分からなる良性腫瘍である。

◆変異型

(1) ポリープ状異型腺筋腫　atypical polyploid adenomyoma（図譜 78, 79）

子宮内膜型異型腺管と平滑筋成分が密接に混ざり合ったポリープ状の腺筋腫である。

異型を示す子宮内膜型上皮が部分的に桑実胚様細胞巣 morula を伴って，異型のない平滑筋成分からなる間質の中に分布している。この腫瘍は比較的若年者の，主として子宮頸部に近い体部（子宮下部 lower uterine segment ないし内頸部上部 upper endocervix）に発生する。組織学的に，腺肉腫，癌肉腫，あるいは筋層に浸潤する類内膜腺癌 Grade 1 との鑑別には注意を要する。

2) 悪性上皮性・間葉性混合腫瘍　malignant mixed epithelial and mesenchymal tumours

a) 腺肉腫　adenosarcoma（図譜 80, 81）

良性上皮性成分と肉腫成分からなる悪性腫瘍である。

子宮内膜に外向性に塊状腫瘤を形成する。

子宮内膜腺上皮に類似した，異型のない上皮成分からなる腔が形成され，その腔の周囲に特に細胞密度の高い肉腫成分が取り囲み，あたかも乳腺葉状腫瘍 phyllodes tumour のような葉状パターンを呈する。肉腫成分は，通常は低悪性度子宮内膜間質肉腫である。

腺肉腫は肉腫成分の構成の違いにより同所性腺肉腫 homologous adenosarcoma, 異所性腺肉腫 heterologous adenosarcoma に分けられる。異所性成分としては横紋筋

肉腫などが挙げられる。

　肉腫成分が腫瘍全体の25％以上を占める場合は「肉腫成分過剰増殖を伴う腺肉腫 adenosarcoma with sarcomatous overgrowth」と診断される。

　転移巣の組織所見の構成は，肉腫成分のみの場合がほとんどである。

b）　癌線維腫　carcinofibroma

> 癌腫成分と良性間葉性成分からなる悪性腫瘍である。

　極めて稀な腫瘍である。

c）　癌肉腫　carcinosarcoma（図譜 82 〜 86）

> 癌腫成分と肉腫成分からなる悪性腫瘍である。

　上皮性・間葉性混合腫瘍の中では，最も頻度の高い腫瘍である。

　癌腫成分は，類内膜腺癌などの腺癌の場合が多い。

　肉腫成分として平滑筋肉腫，子宮内膜間質肉腫，未分化肉腫が単独で，またはさまざまな割合で混在しているものは同所性癌肉腫 homologous carcinosarcoma とよばれる。肉腫成分として横紋筋肉腫，軟骨肉腫，骨肉腫などの異所性成分が含まれるものは異所性癌肉腫 heterologous carcinosarcoma とよばれる。

　癌肉腫の肉眼像は特徴的である。すなわち，壊死・出血をともなう外向性，隆起性増殖を示し，子宮内腔に塊状の腫瘤を形成する。

D. その他の腫瘍　Other tumours

以上 A 〜 C のいずれにも属さない子宮体部原発性腫瘍を本項に分類する。

　性索様腫瘍 sex cord-like tumour，神経外胚葉性腫瘍 neuroectodermal tumour，色素性傍神経節腫 melanotic paraganglioma，胚細胞型腫瘍 tumour of germ cell type，悪性リンパ腫 malignant lymphoma，白血病 leukemia などがある。

E. 二次性腫瘍　Secondary tumours

> 子宮体部へ直接あるいは転移性に進展する腫瘍である。

F. 分類不能腫瘍　Unclassified tumours

以上のどの項目にも分類されない腫瘍を，ここに分類する。

第4部

子宮体癌の組織図譜

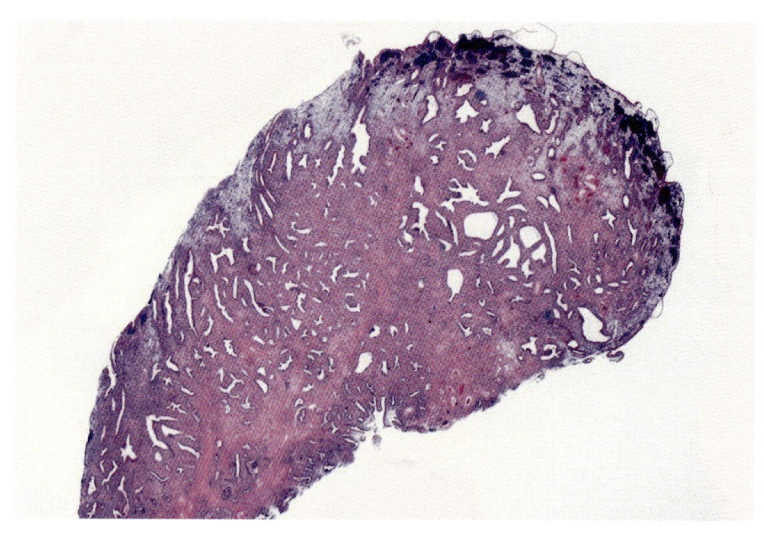

図譜1　子宮内膜ポリープ
内膜組織の増生による隆起性病変である。

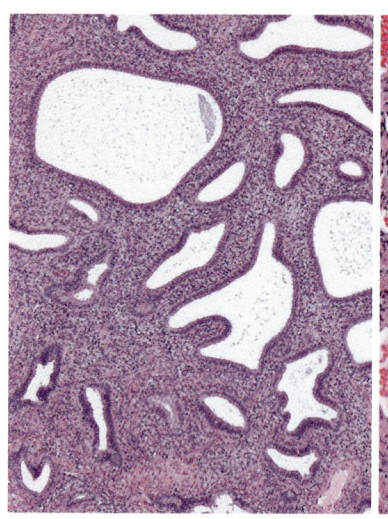

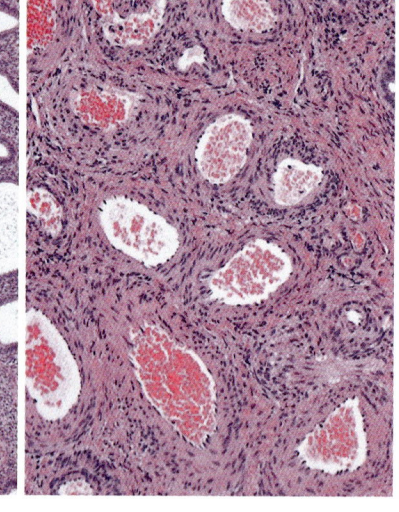

図譜2　子宮内膜ポリープ
図譜1の拡大像。拡張した内膜腺が認められるため、単純型子宮内膜増殖症に類似している（左）。平滑筋からなる壁をもつ動脈の密集はポリープを示唆する所見である（右）。

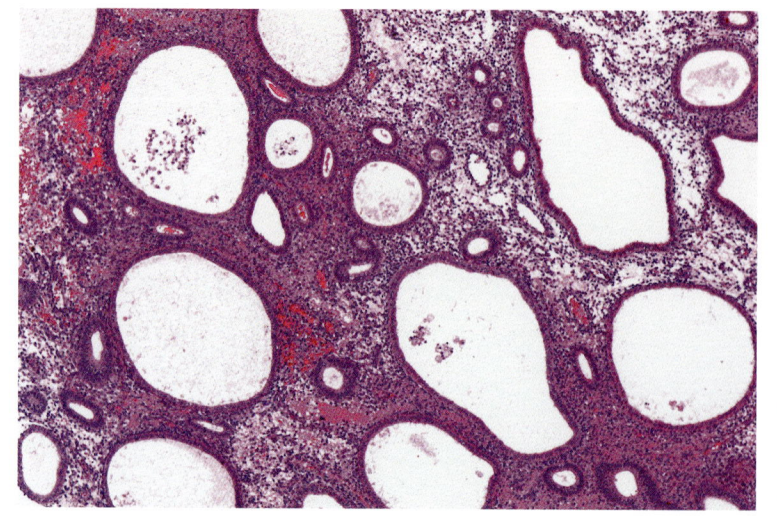

図譜3　子宮内膜増殖症
増殖期に類似した内膜腺の嚢胞状拡張が随所で認められるため、スイスチーズ様と形容される。単純型に相当する。

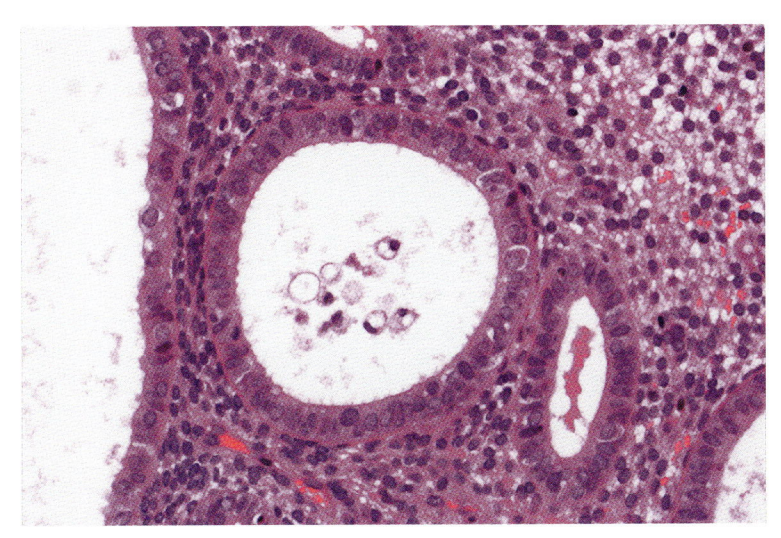

図譜 4 子宮内膜増殖症
図譜 3 の拡大像。核の大きさ、形状は均一で、核小体は小型、あるいはほとんど認められない。間質は豊富である。単純型に相当する。

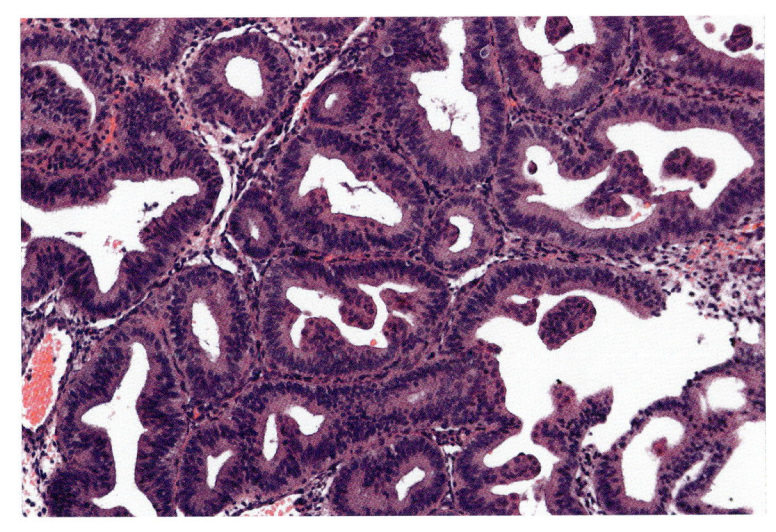

図譜 5 子宮内膜増殖症
腺管が密集し、間質に対する腺管の占める面積（内腔も含む）が優勢である。複雑型に相当する。

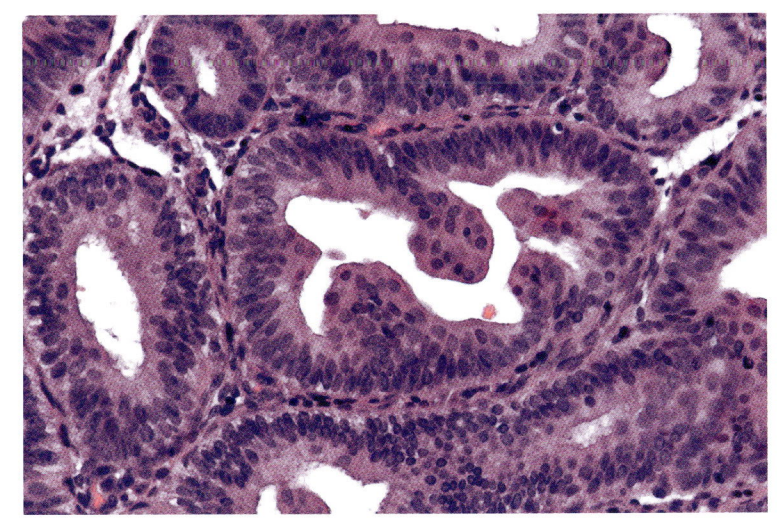

図譜 6 子宮内膜増殖症
図譜 5 の拡大像。円柱上皮の核は軽度の重層化を示すが、核の円形化、著しい大小不同はみられず、核小体も不明瞭である。異型を伴わない複雑型に相当する。

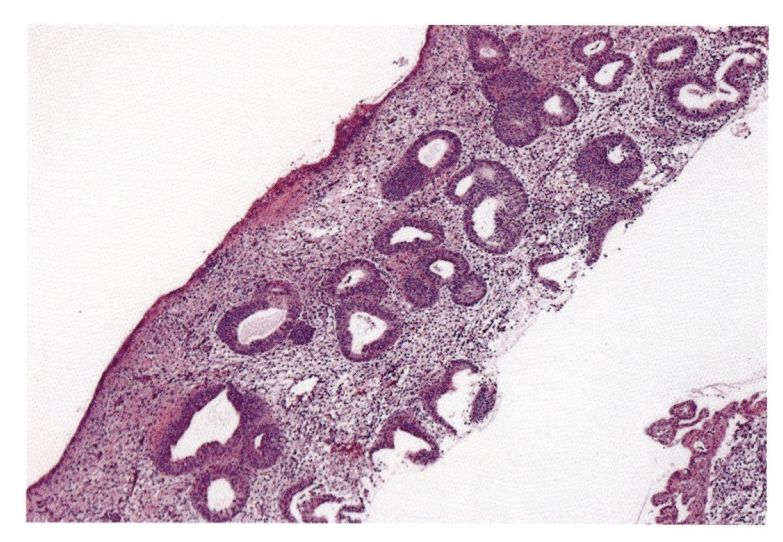

図譜 7　子宮内膜異型増殖症
拡張した腺管が認められるが，著しい密集傾向は認められない。単純型に相当する。

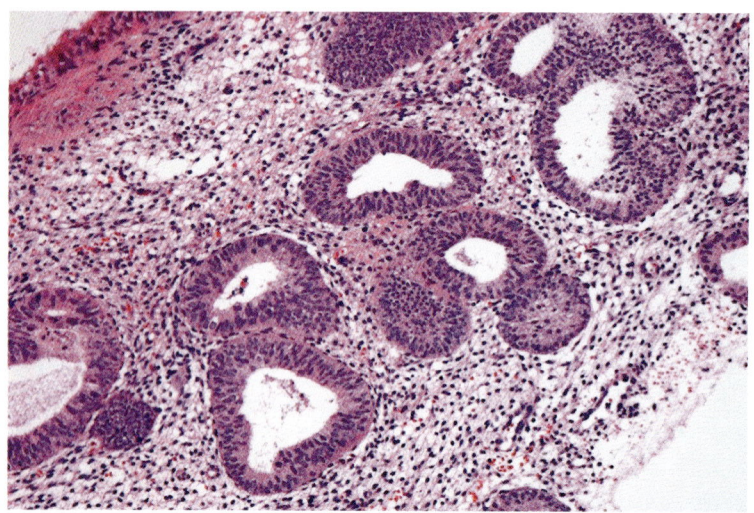

図譜 8　子宮内膜異型増殖症
図譜7の拡大像。間質と腺管の占める面積（内腔も含む）はほぼ等しい。単純型に相当する。

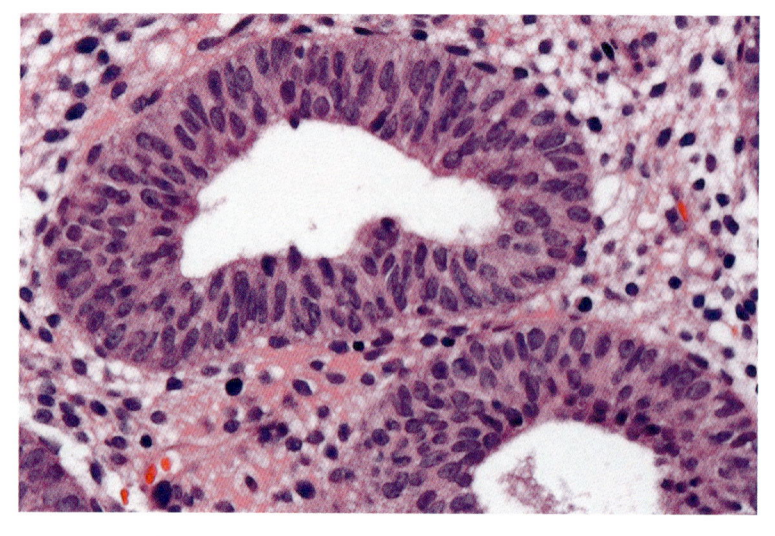

図譜 9　子宮内膜異型増殖症
図譜8の拡大像。円柱細胞の核は多くが類円形で，顕著な重層化を示している。核小体も認められる。純粋な単純型子宮内膜異型増殖症は稀で，実際には複雑型と併存することが多い。

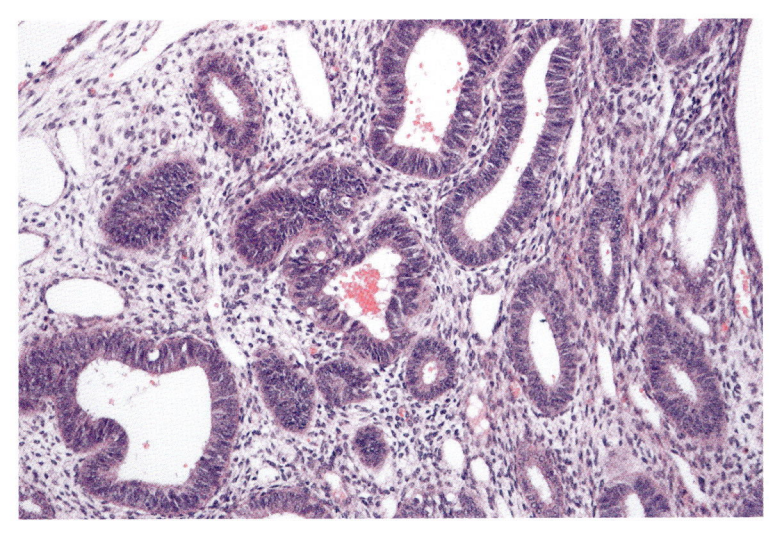

図譜 10　子宮内膜異型増殖症
腺管と間質の占める面積はほぼ等しく，腺管の不規則な分岐は認められない。単純型に相当する。

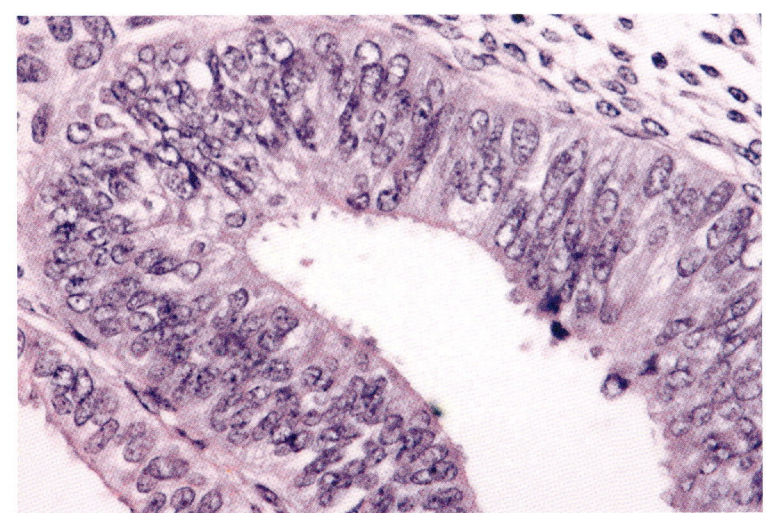

図譜 11　子宮内膜異型増殖症
図譜 10 の拡大像。

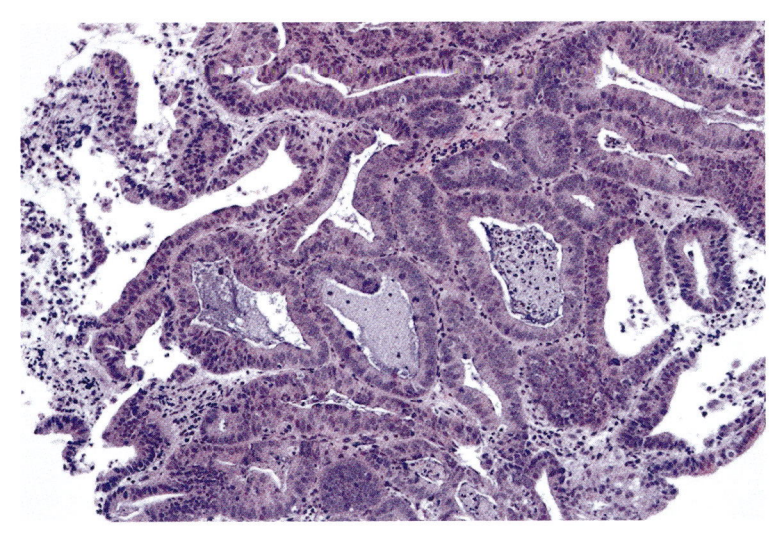

図譜 12　子宮内膜異型増殖症
拡張した大小の腺管が密集しているが，個々の腺管の輪郭を追跡するのは容易である。複雑な癒合，篩状構造，乳頭状構造は認められない。腺管の間に介在する間質は僅少で，腺管の占める面積（内腔を含む）が優勢である。複雑型に相当する。

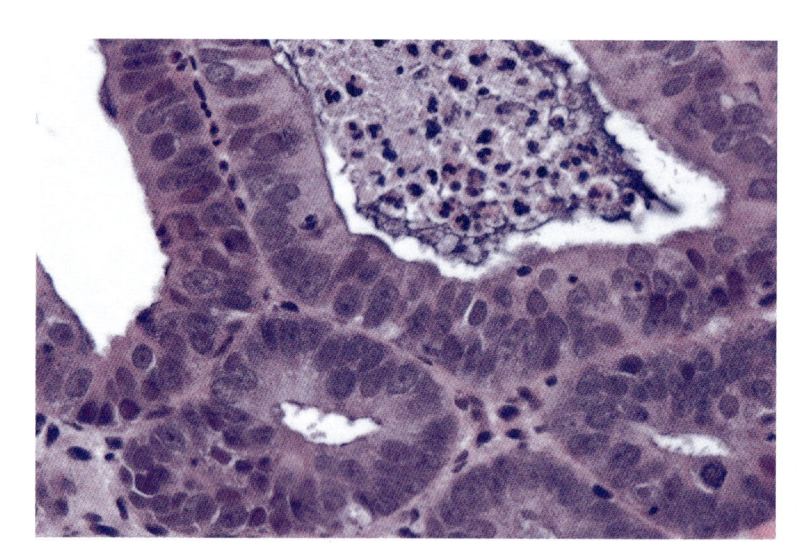

図譜 13　子宮内膜異型増殖症
図譜12の拡大像。核は円形で，核小体が明瞭である。重層化も認められる。

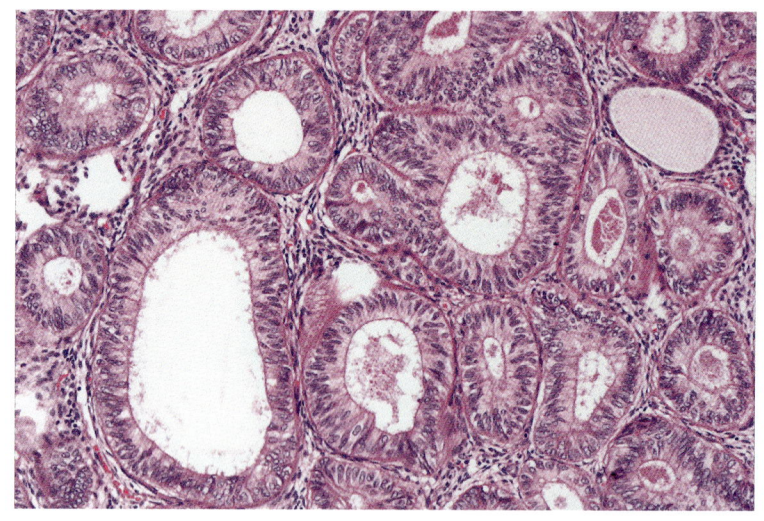

図譜 14　子宮内膜異型増殖症
異型腺管の密な増殖からなる。

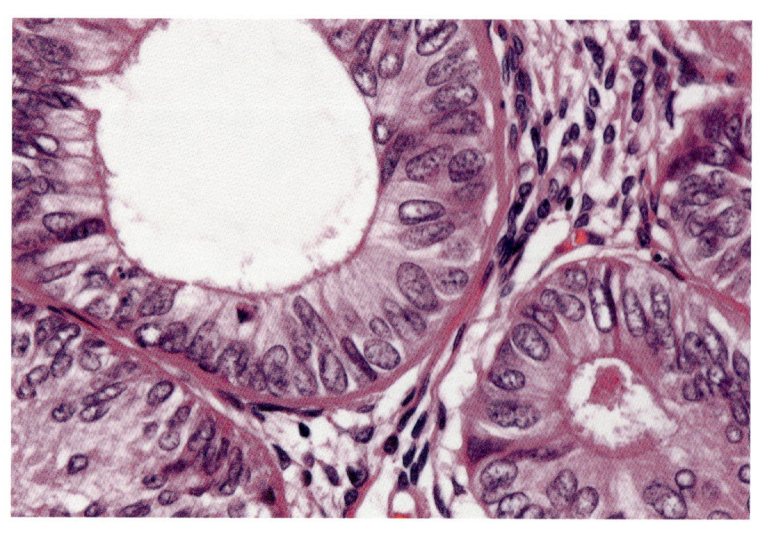

図譜 15　子宮内膜異型増殖症
図譜14の拡大像。核の腫大，空胞化，重層化が認められる。

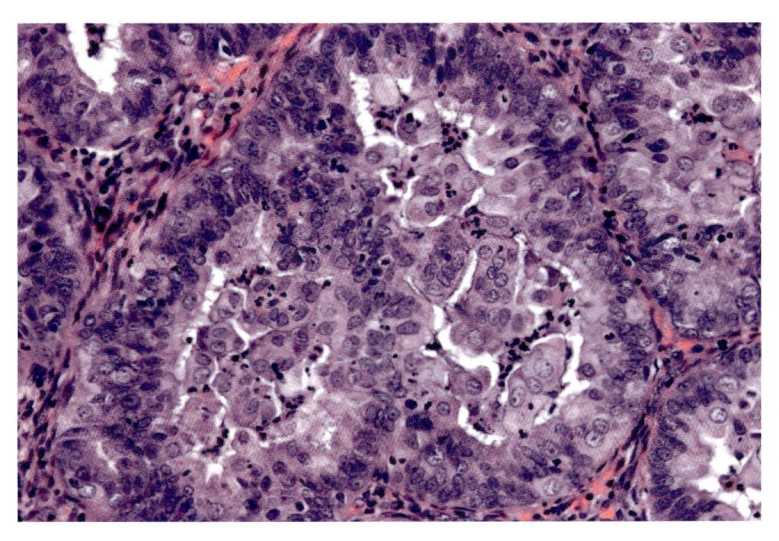

図譜16　子宮内膜異型増殖症
乳頭状変化（化生）を伴っているために，見かけ上構築が複雑である。腺癌と誤認しないよう注意を要する。

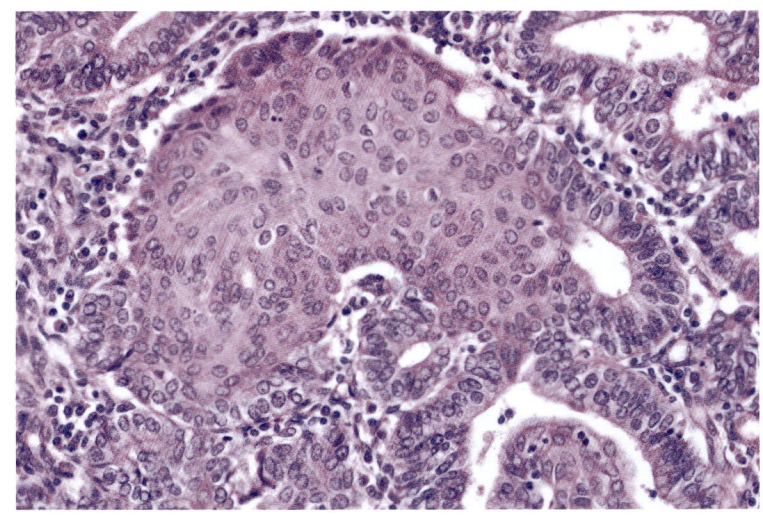

図譜17　子宮内膜異型増殖症
桑実胚様細胞巣（morula）を伴う。腺癌に充実性成分が併存しているようにみえるので，注意を要する。

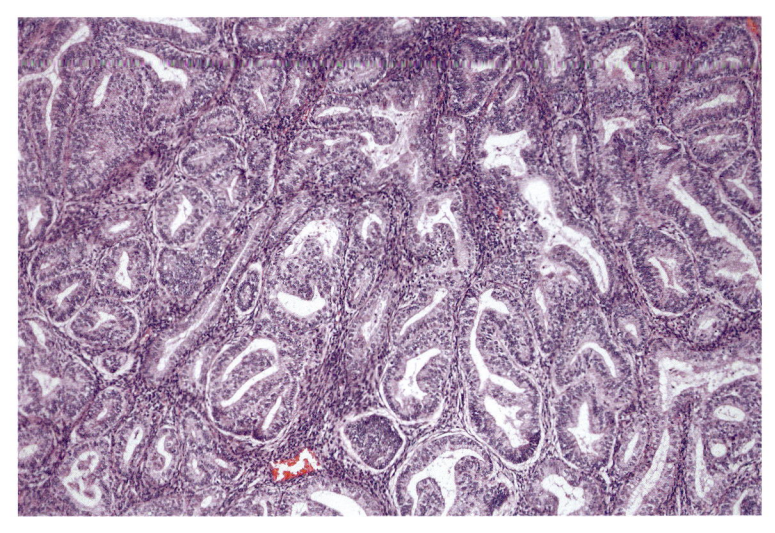

図譜18　類内膜腺癌G1
異型のある内膜腺上皮が密な腺管構造を形成している。

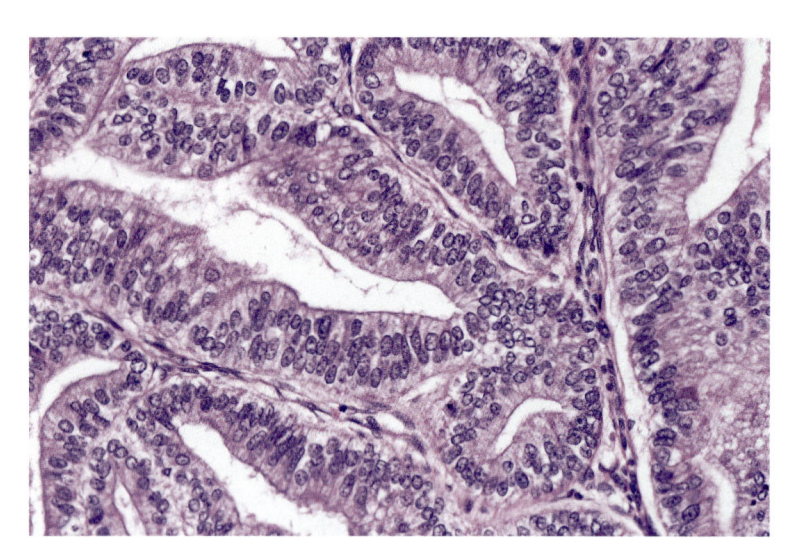

図譜 19　類内膜腺癌 G1
図譜 18 の拡大像。軽度の異型を示す核が重層化している。固有間質は狭小化している。

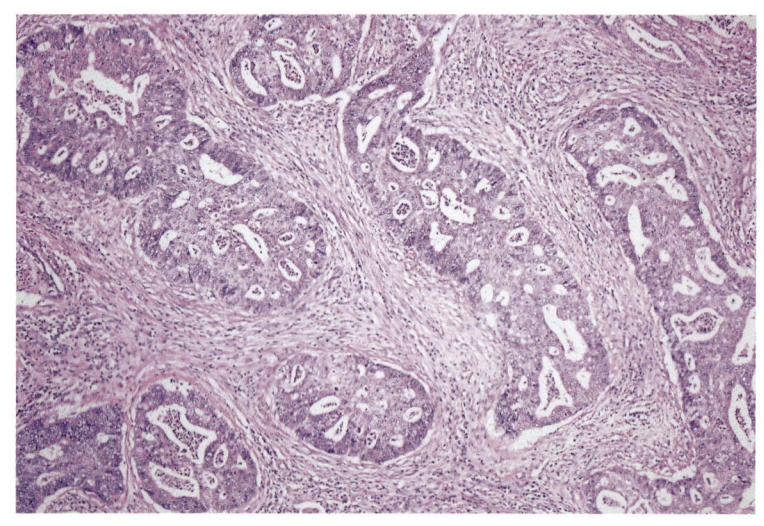

図譜 20　類内膜腺癌 G1
癌巣は，間質反応を伴って筋層に浸潤している。

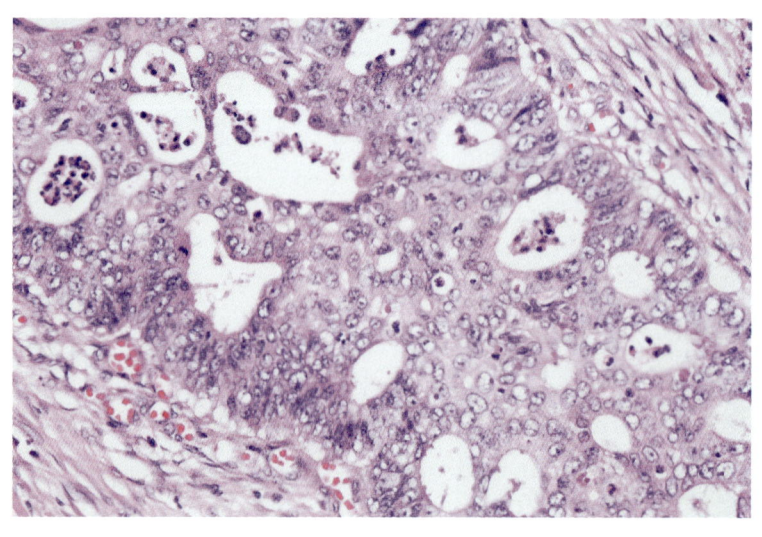

図譜 21　類内膜腺癌 G1
図譜 20 の拡大像。篩状の癌巣が線維性間質に取り囲まれている。

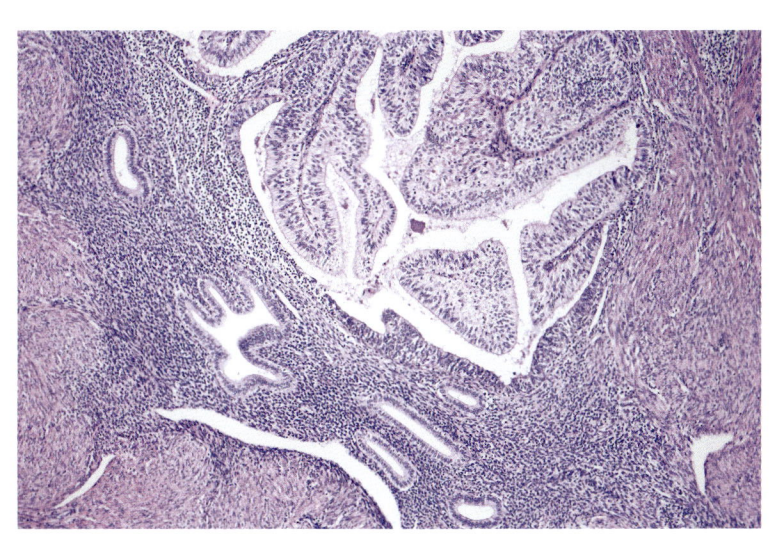

図譜 22　類内膜腺癌 G1
腺筋症に沿って癌が進展しており，筋層浸潤を欠く．

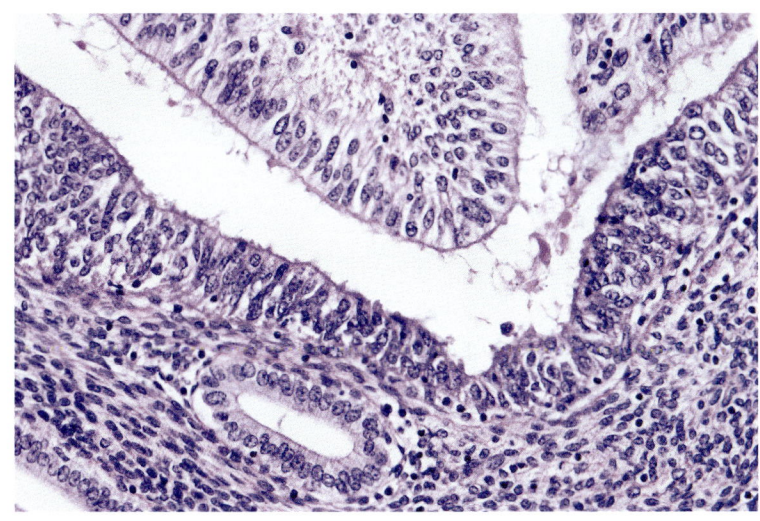

図譜 23　類内膜腺癌 G1
図譜 22 の拡大像．腺筋症の内膜腺と間質が腫瘍腺管を取りまいている．

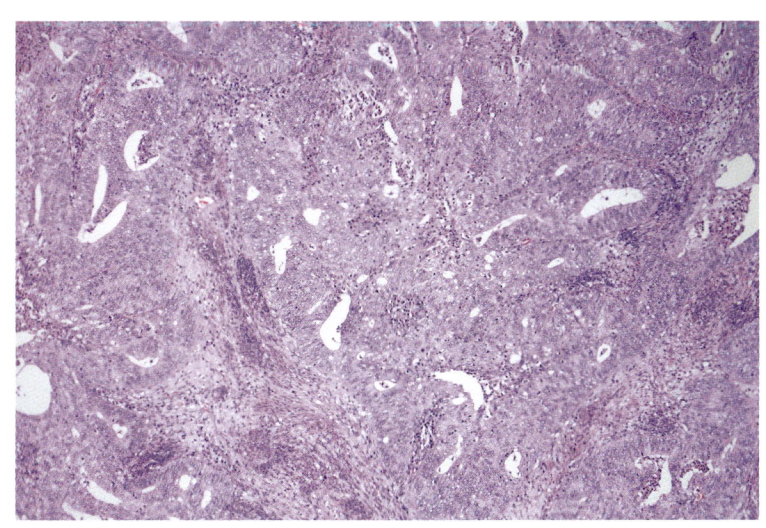

図譜 24　類内膜腺癌 G2
大型の管状胞巣が形成されている．

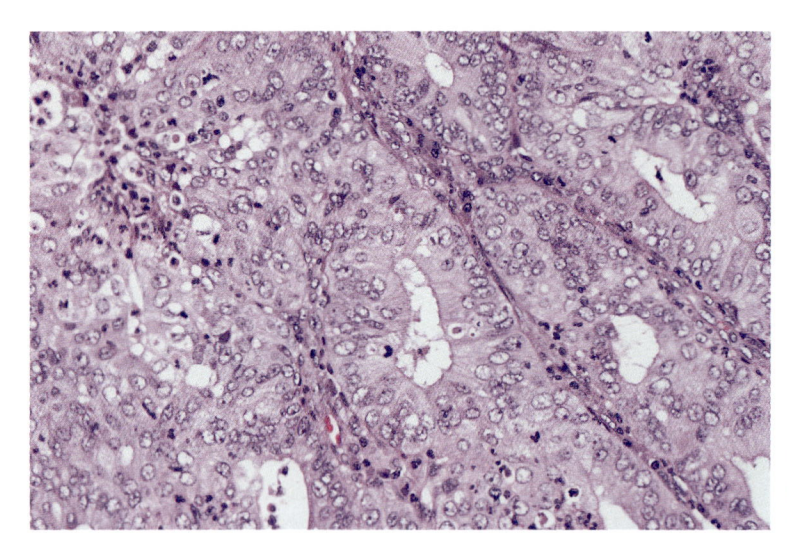

図譜 25　類内膜腺癌 G2
図譜 24 の拡大像。部分的に癌巣の境界が曖昧である。

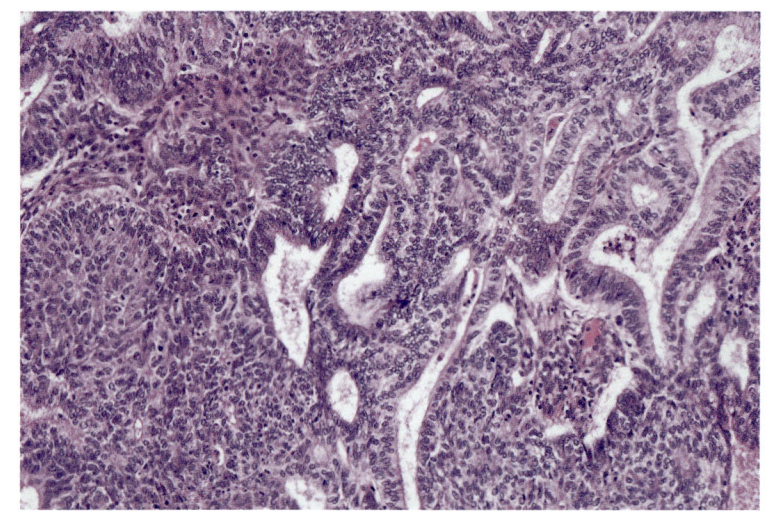

図譜 26　類内膜腺癌 G2
管状構造と充実性胞巣が混在している。

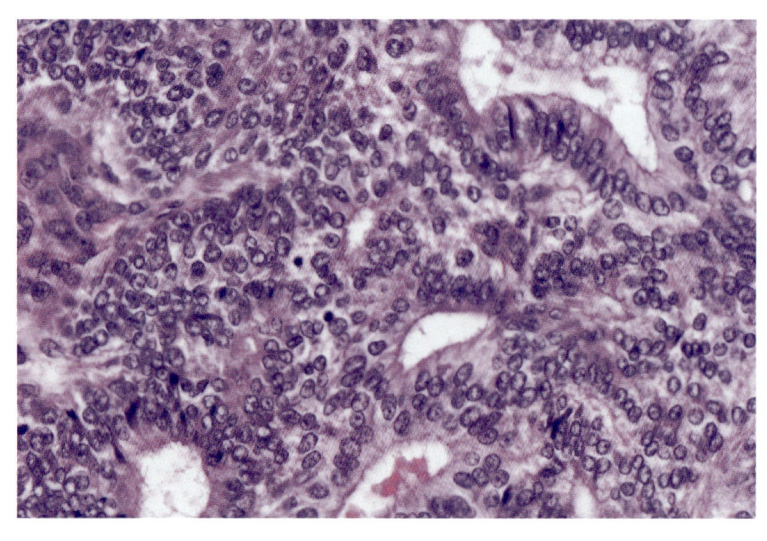

図譜 27　類内膜腺癌 G2
図譜 26 の拡大像。癌細胞は腺管とともに充実性胞巣を形成している。桑実胚様細胞巣（morula）とはみなされない。

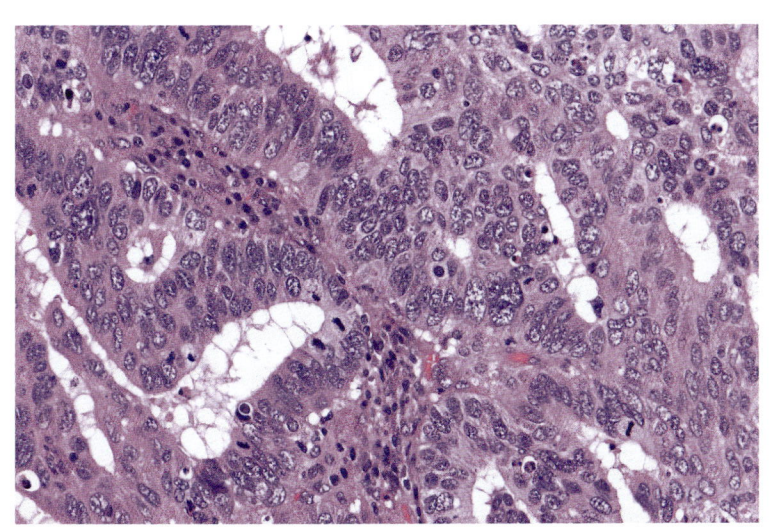

図譜 28　類内膜腺癌 G2
G1 の構造を示すが，核異型が高度なために G2 と判断される。

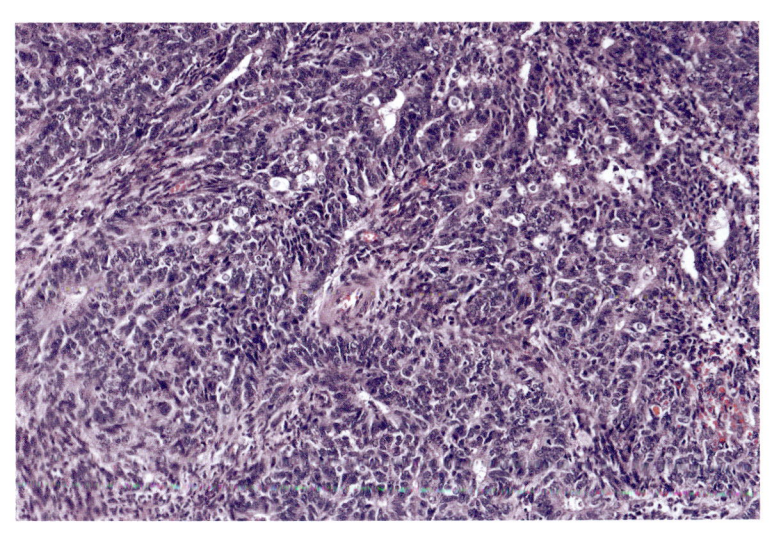

図譜 29　類内膜腺癌 G3
大半は充実性増殖巣だが，一部には小腺腔が形成されている。

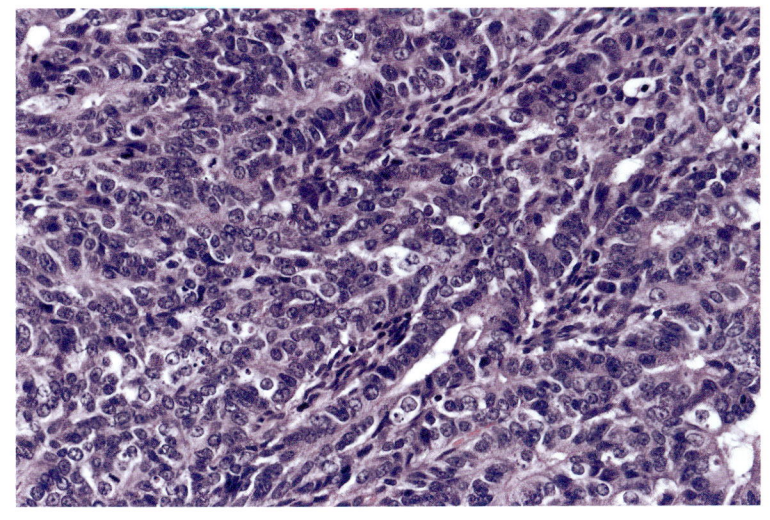

図譜 30　類内膜腺癌 G3
図譜 29 の拡大像。癌細胞は，異型が高度で極性の乱れが目立つ。

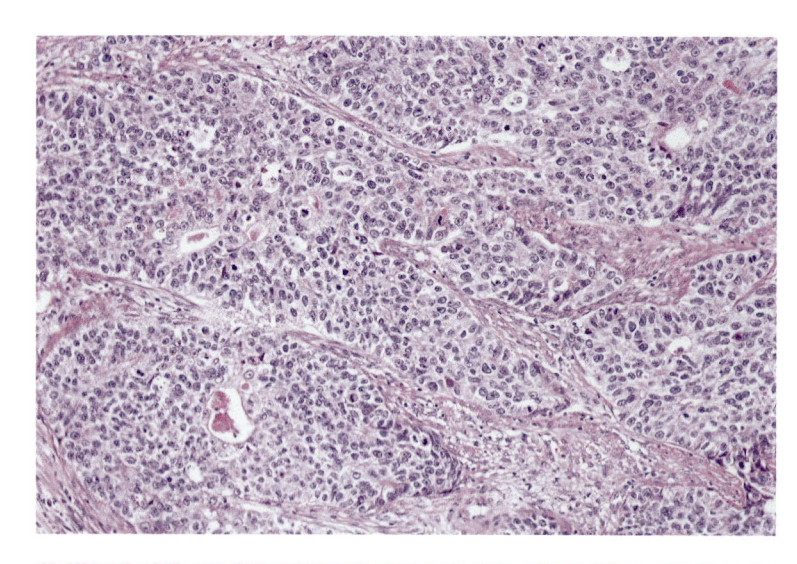

図譜 31　類内膜腺癌 G3
充実性胞巣が優勢に増殖している。

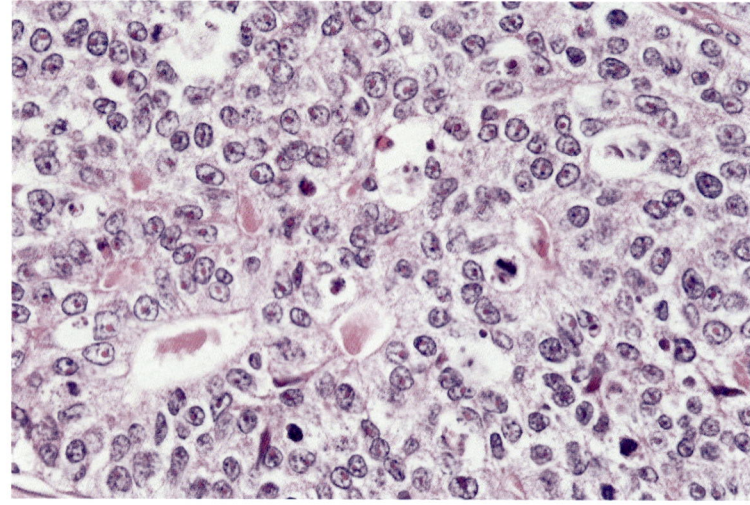

図譜 32　類内膜腺癌 G3
図譜 31 の拡大像。充実性癌巣の一部では腺管構造がみられる。

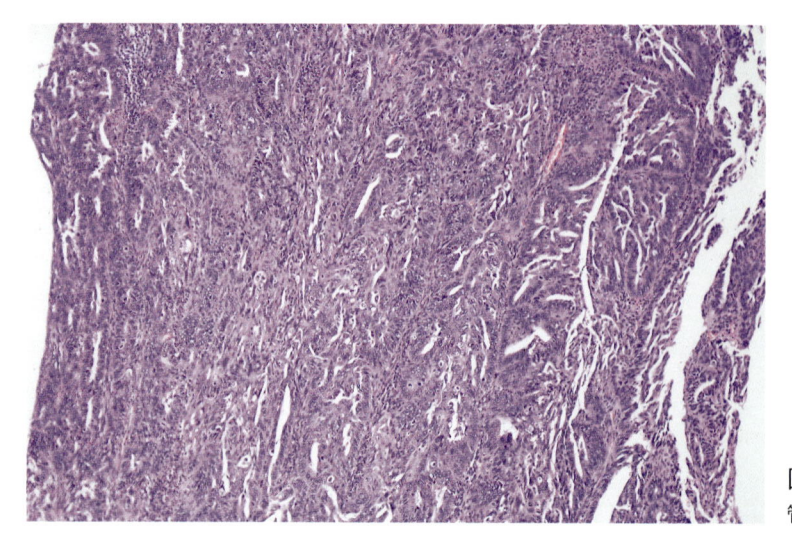

図譜 33　類内膜腺癌 G3
管状あるいは乳頭状構造を主体に増殖している。

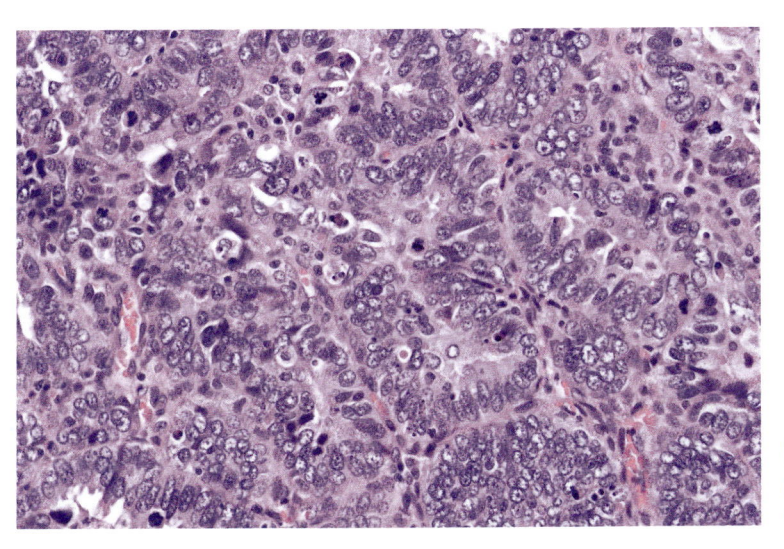

図譜 34　類内膜腺癌 G3
図譜 33 の拡大像。核は多形性に富み、高度の異型を示すことから G3 と判断される。

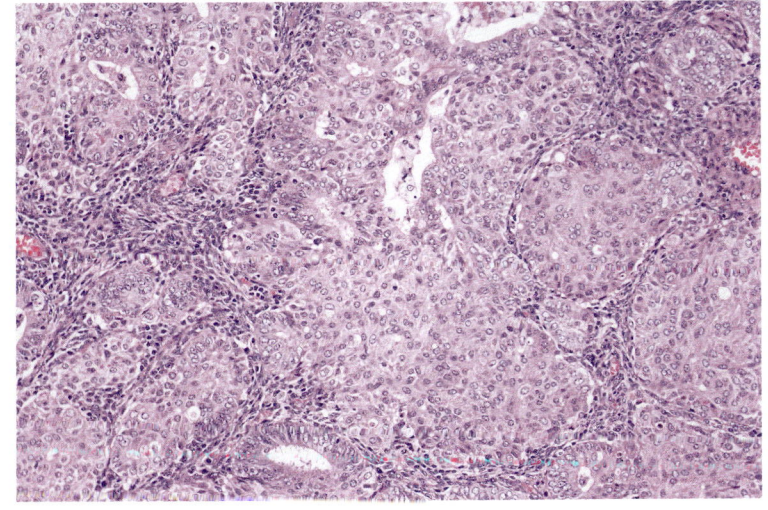

図譜 35　類内膜腺癌 G1
桑実胚様細胞巣（morula）が癌巣の大半を占めている。

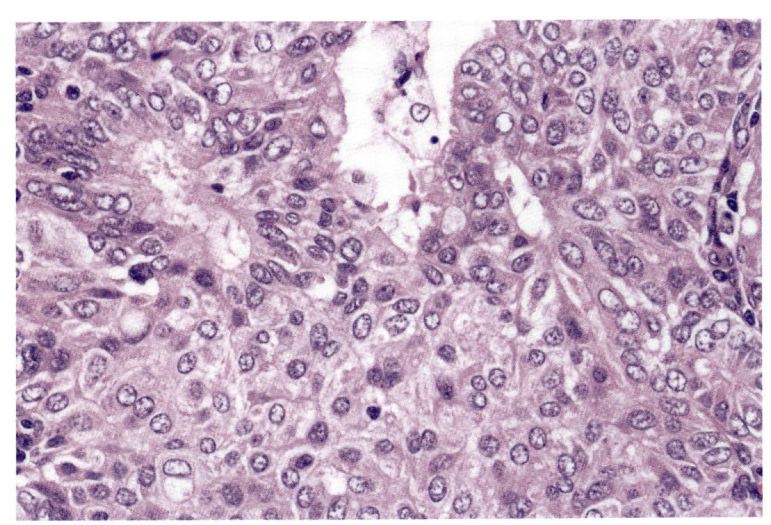

図譜 36　類内膜腺癌 G1
図譜 35 の拡大像。腺管をなす癌細胞と桑実胚様細胞巣（morula）とが移行している。充実性増殖とはみなされない。

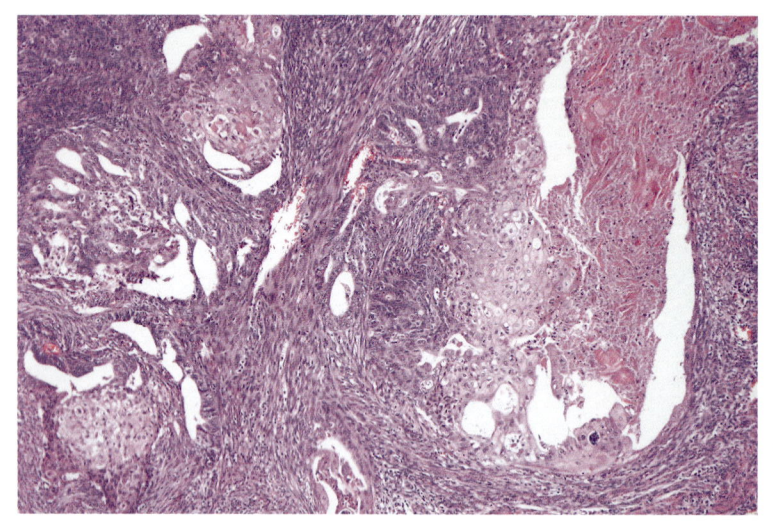

図譜 37　扁平上皮への分化を伴う類内膜腺癌
角化物の貯留を伴う大型の癌巣が認められる。

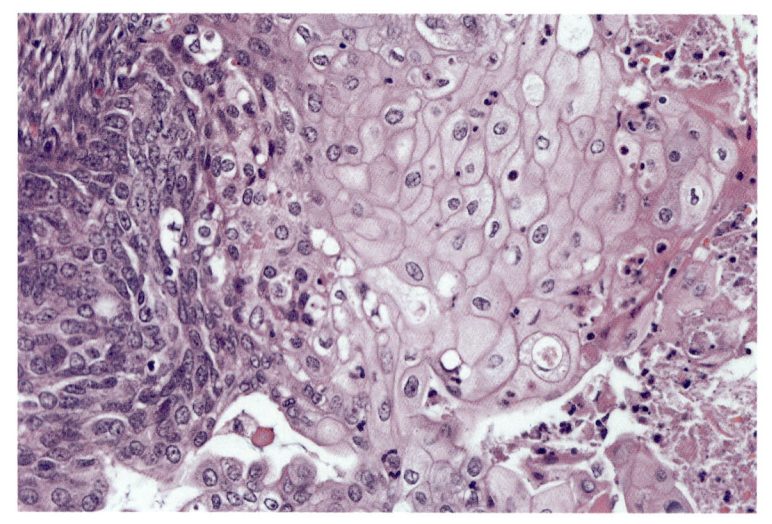

図譜 38　扁平上皮への分化を伴う類内膜腺癌
図譜 37 の拡大像。扁平上皮成分は細胞境界が明瞭で，淡好酸性の豊かな細胞質が認められる。

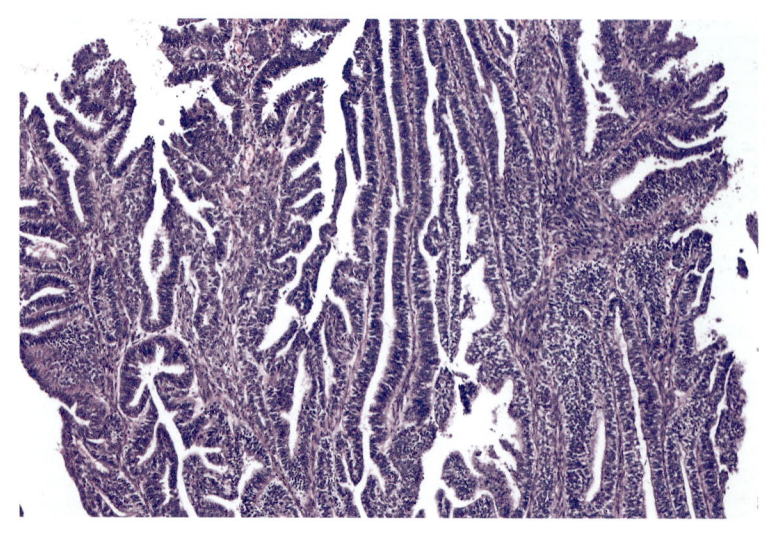

図譜 39　絨毛腺管型類内膜腺癌
鋸歯状あるいは管状増殖を示している。

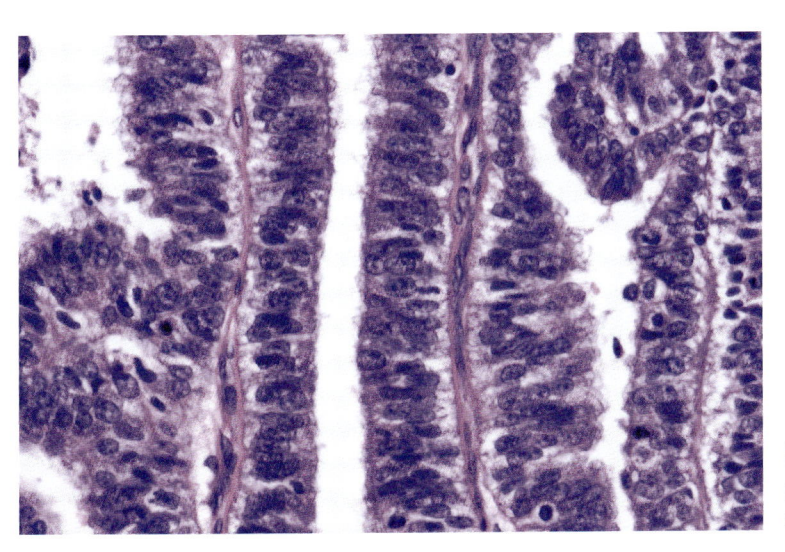

図譜 40　絨毛腺管型類内膜腺癌
図譜 39 の拡大像。癌細胞は内腔に向かって重層化し，狭い血管性間質を伴っている。

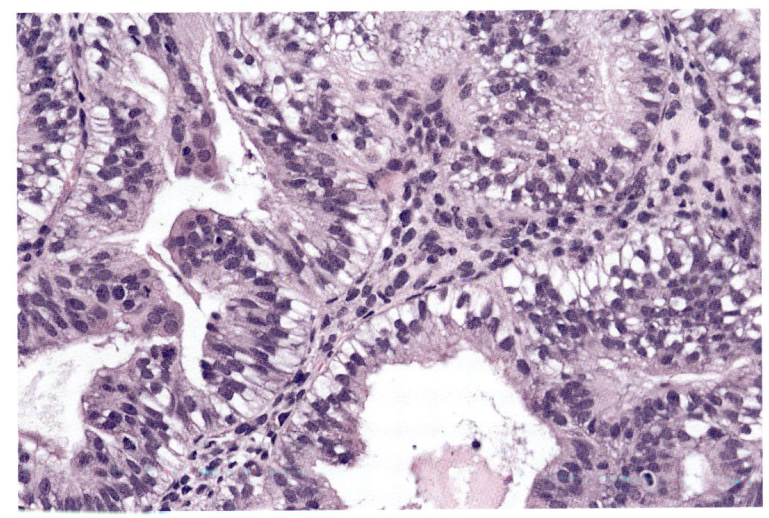

図譜 41　分泌型類内膜腺癌
分泌期の内膜上皮に類似し核下空胞をもつ癌細胞が密に増殖している。

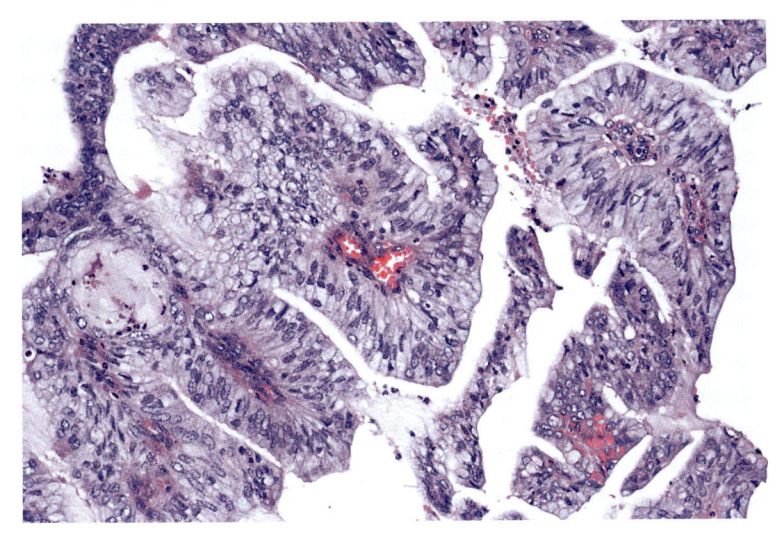

図譜 42　粘液性腺癌
癌細胞は細胞質内に豊富な粘液を含んでいる。

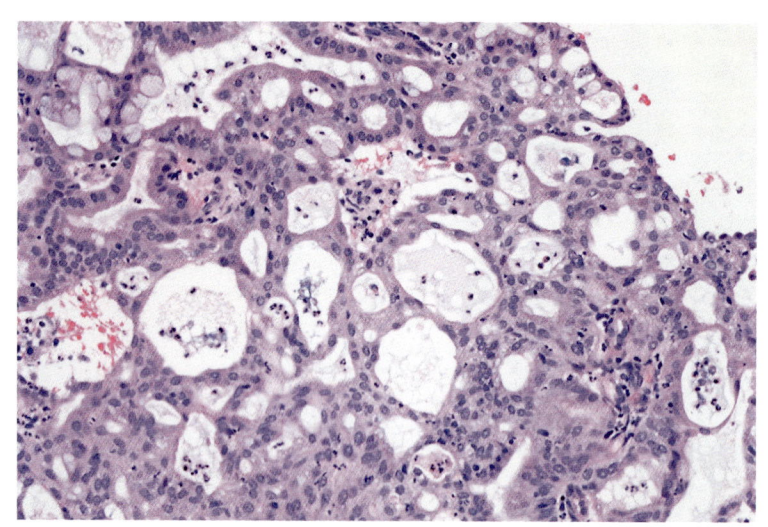

図譜 43　粘液性腺癌
微小腺管が特徴の癌である。小型腺管の密な増殖が認められる。

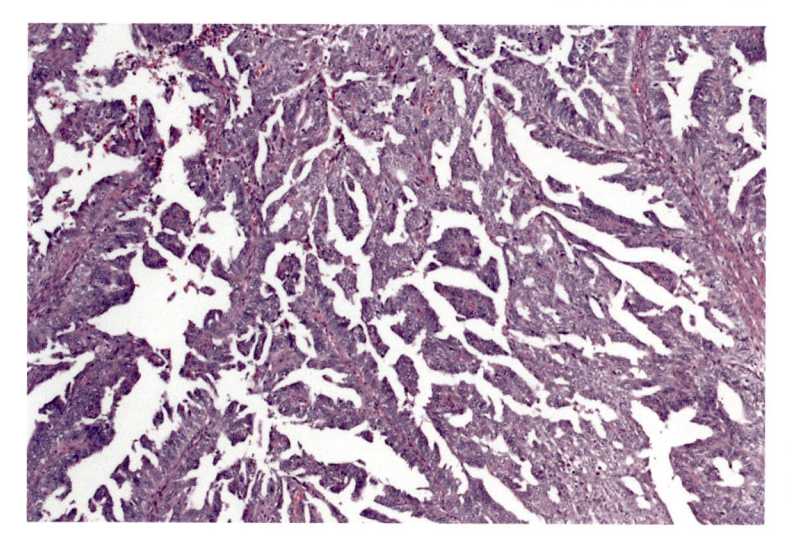

図譜 44　漿液性腺癌
癌細胞が複雑な乳頭状構造を示して増殖している。

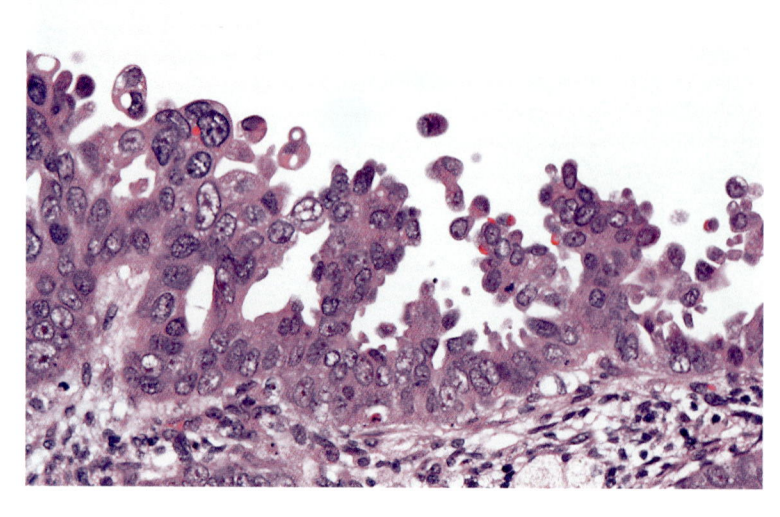

図譜 45　漿液性腺癌
図譜 44 の拡大像。高度の異型を示す癌細胞の芽出が認められる。

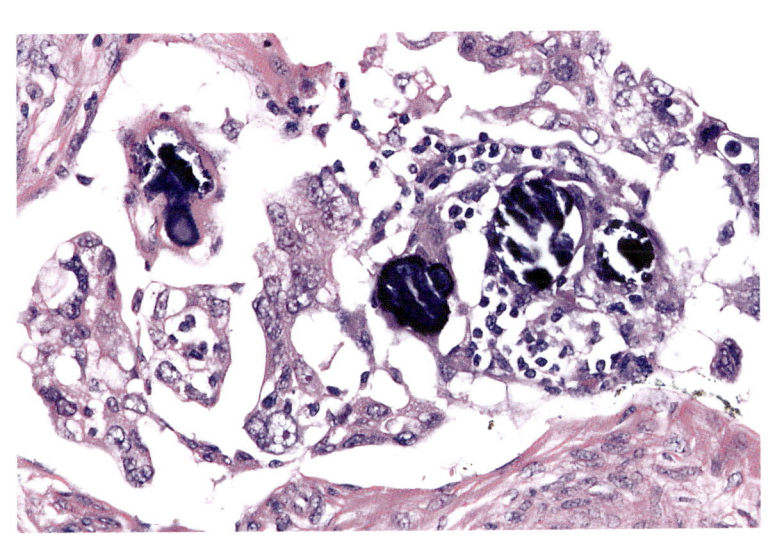

図譜 46 漿液性腺癌
癌巣内に砂粒体が認められる。

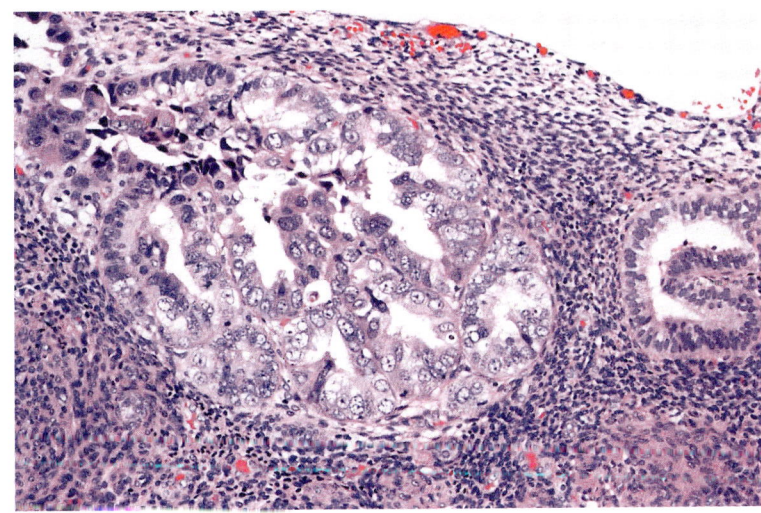

図譜 47 漿液性子宮内膜上皮内癌
高度な異型を示す上皮細胞が既存の腺管構造を置換して増殖している。右側の腺管は非腫瘍性である。

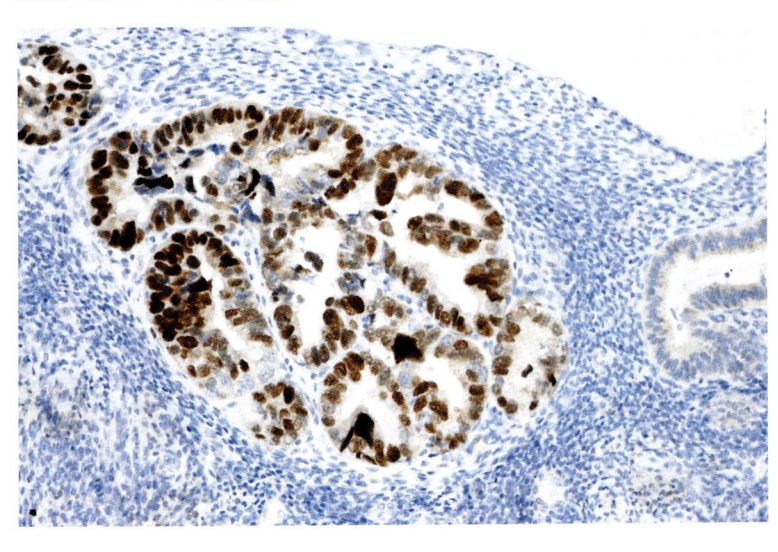

図譜 48 漿液性子宮内膜上皮内癌
癌細胞が p53 免疫染色強発現を示している。

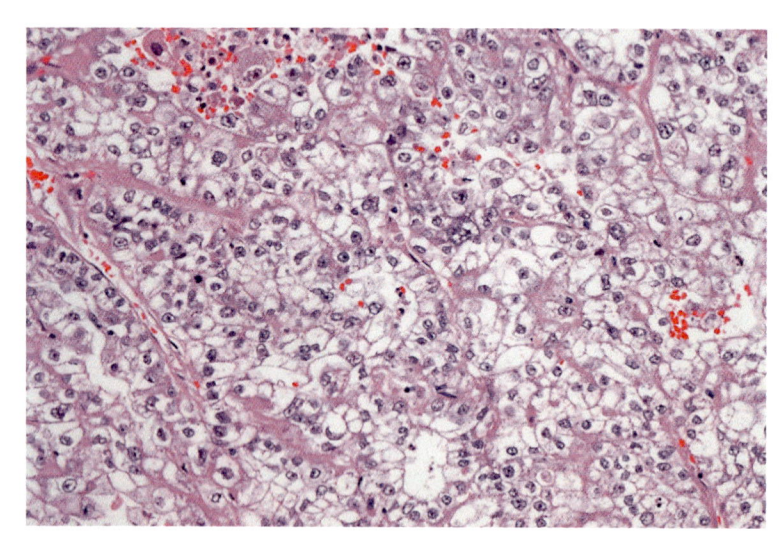

図譜 49　明細胞腺癌
淡明な細胞質をもつ癌細胞が認められる。

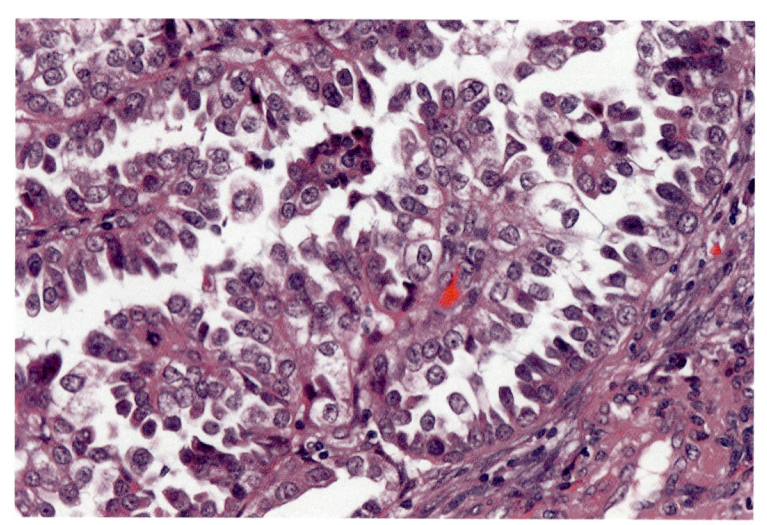

図譜 50　明細胞腺癌
核が突出する鋲釘(hobnail)状の細胞が多数認められる。

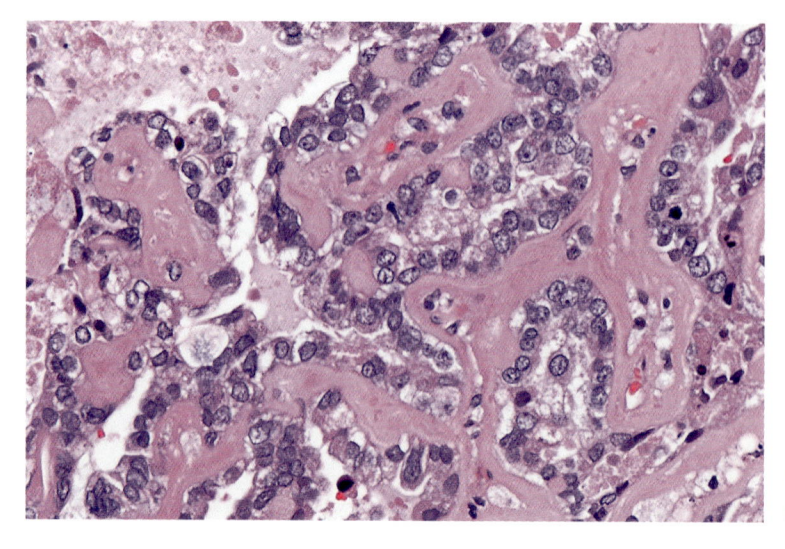

図譜 51　明細胞腺癌
間質には好酸性の基底膜物質が沈着している。

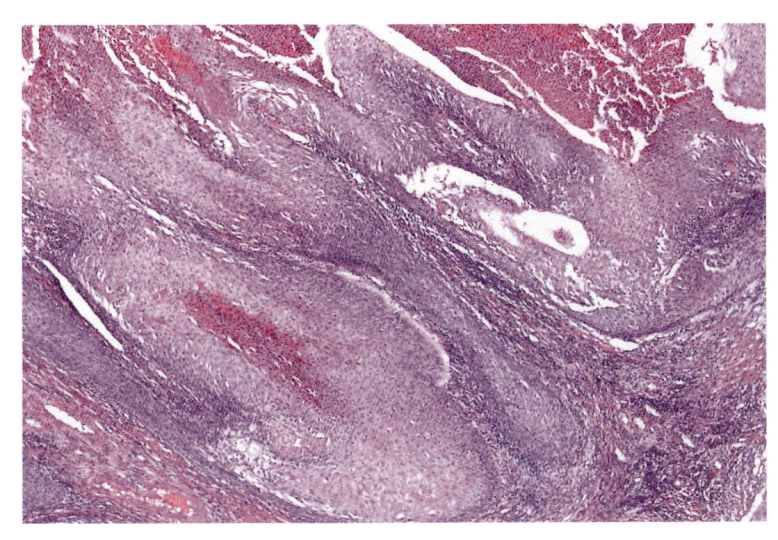

図譜52　扁平上皮癌
異型重層扁平上皮の浸潤性増殖が認められる。

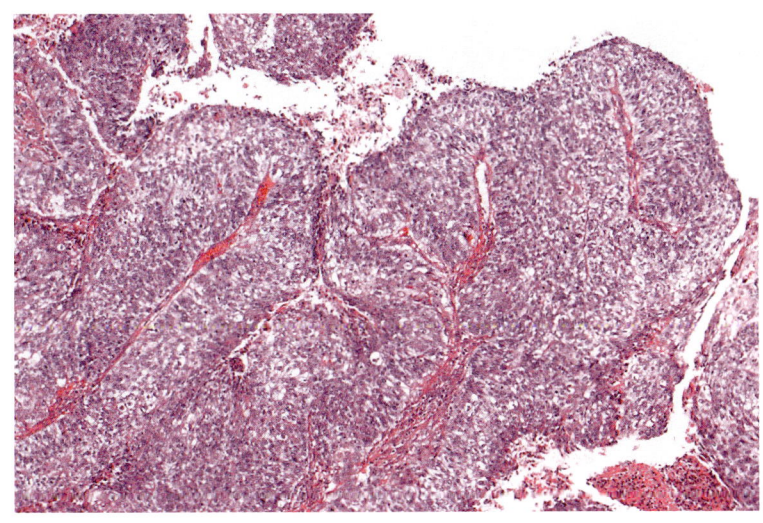

図譜53　移行上皮癌
重層性を示す癌細胞が線維血管性の間質とともに乳頭状に増殖している。

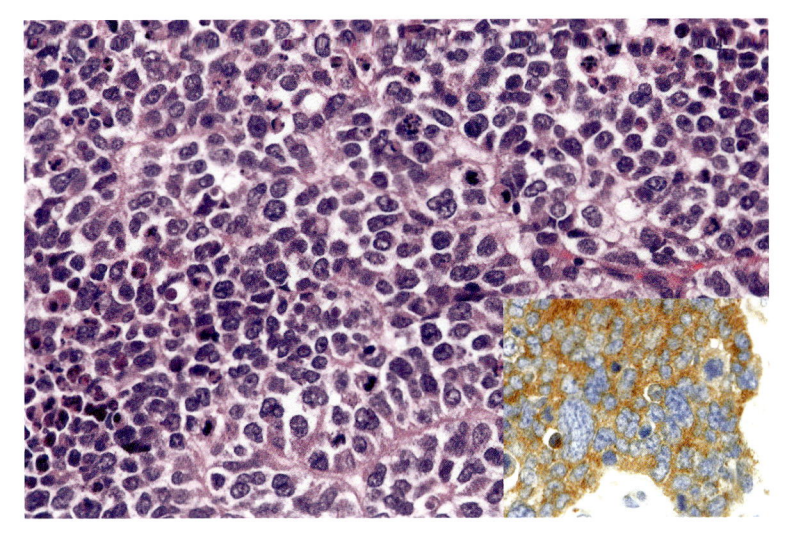

図譜54　小細胞癌
小型でN/C比の高い細胞が増殖している。癌細胞に神経内分泌マーカーの発現がみられる（右下：シナプトフィジン免疫染色陽性）。

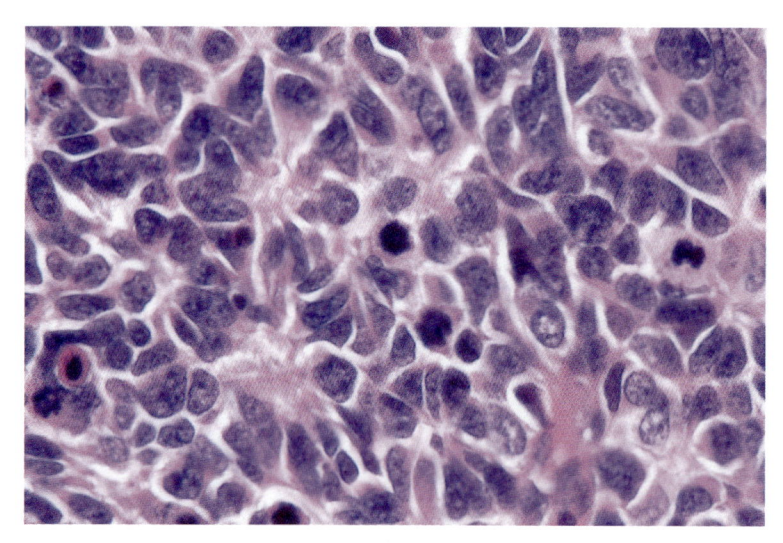

図譜 55　小細胞癌
図譜 54 の拡大像。ロゼット形成が散見される。

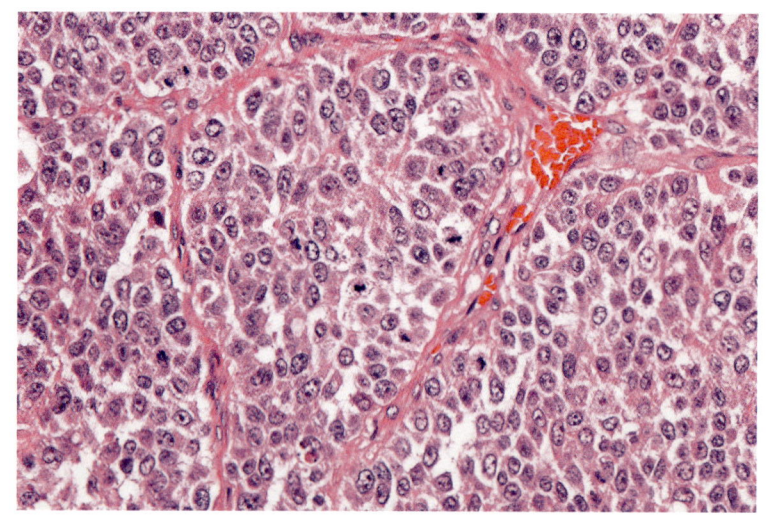

図譜 56　未分化癌
癌細胞は特定の配列や分化傾向を示さずに増殖している。

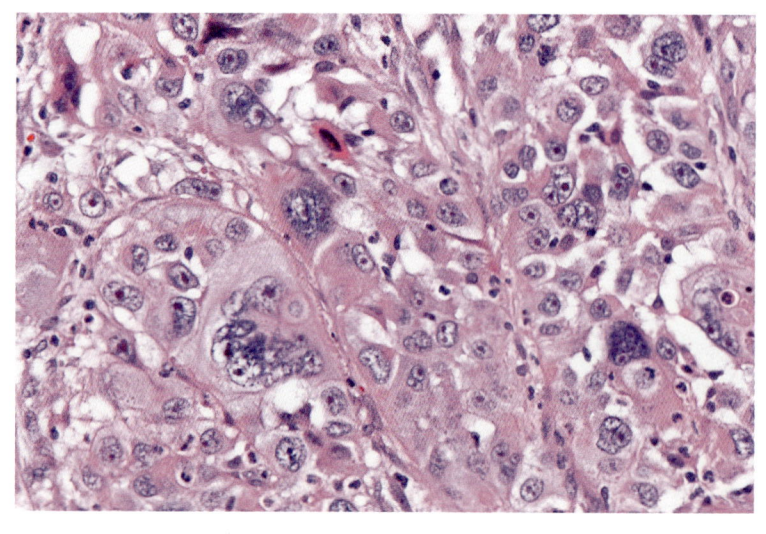

図譜 57　未分化癌
多くの多核巨細胞が出現している。

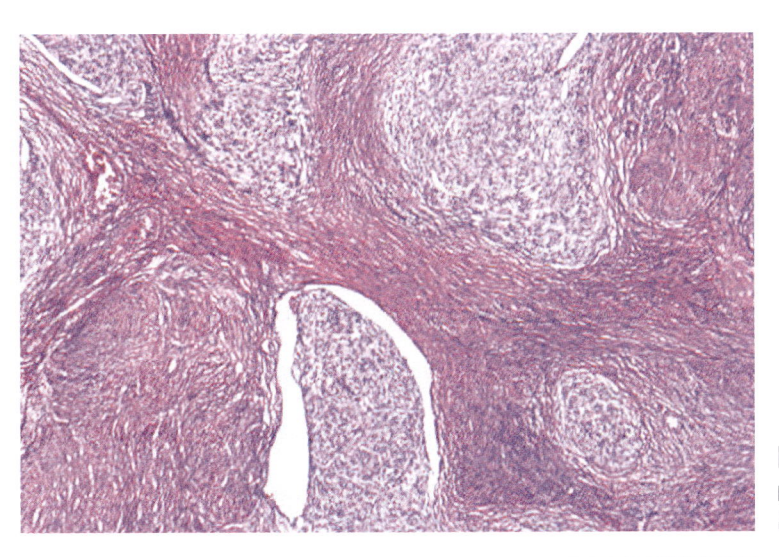

図譜 58　低悪性度子宮内膜間質肉腫
肉腫細胞は筋層内に浸潤し，リンパ管内に突出している。

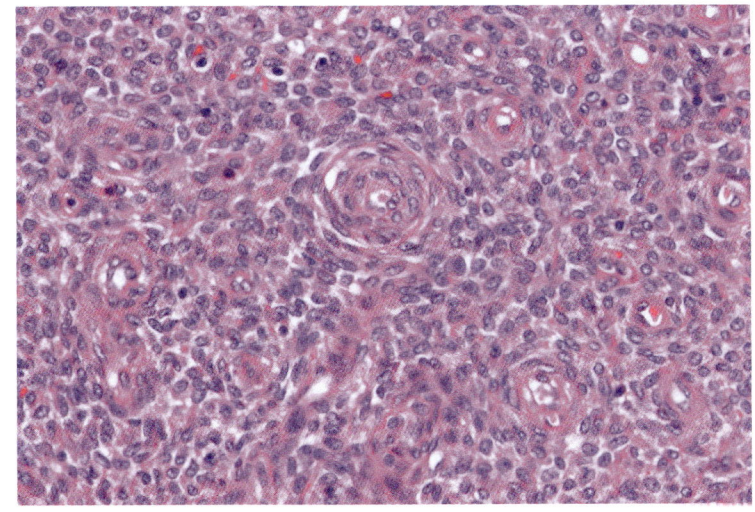

図譜 59　低悪性度子宮内膜間質肉腫
子宮内膜間質細胞に類似した細胞が小血管を伴って充実性に増殖している。

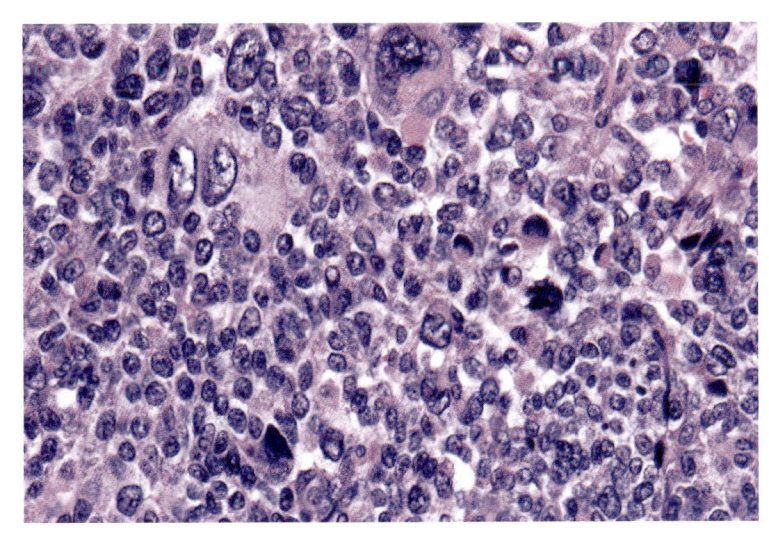

図譜 60　未分化子宮内膜肉腫
多形性の目立つ肉腫細胞よりなる。

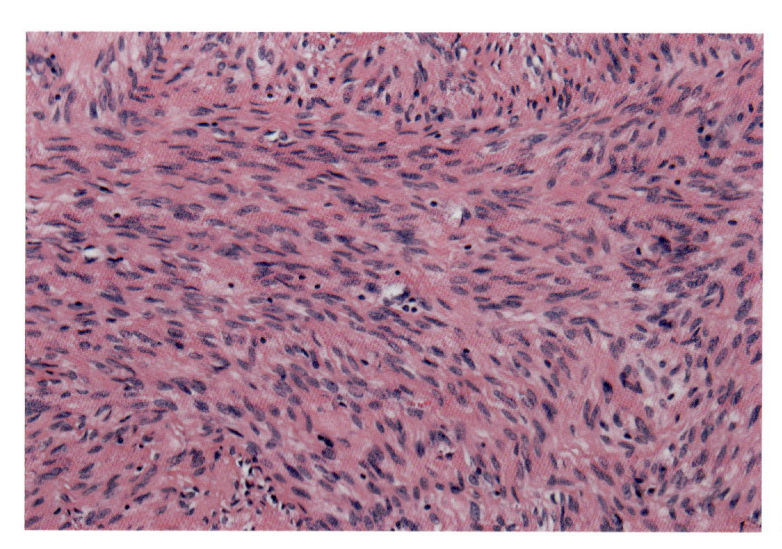

図譜 61　平滑筋腫
紡錘形の平滑筋細胞が束状に増生している。

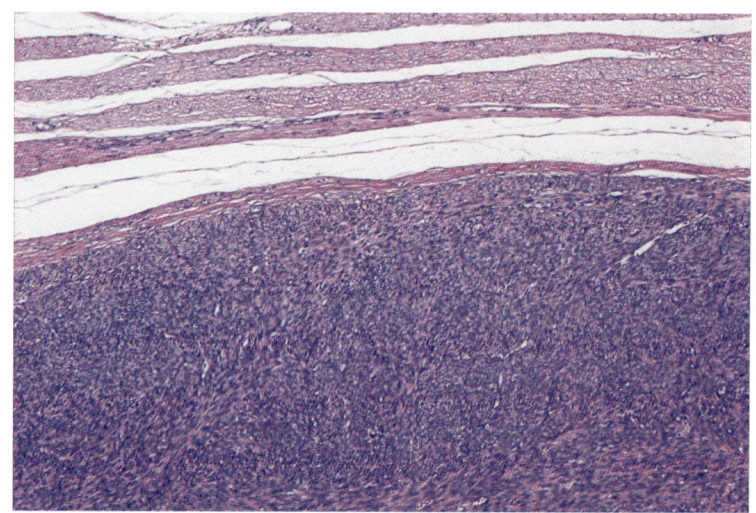

図譜 62　富細胞平滑筋腫
周囲筋層に比べて明らかに細胞密度が高い。

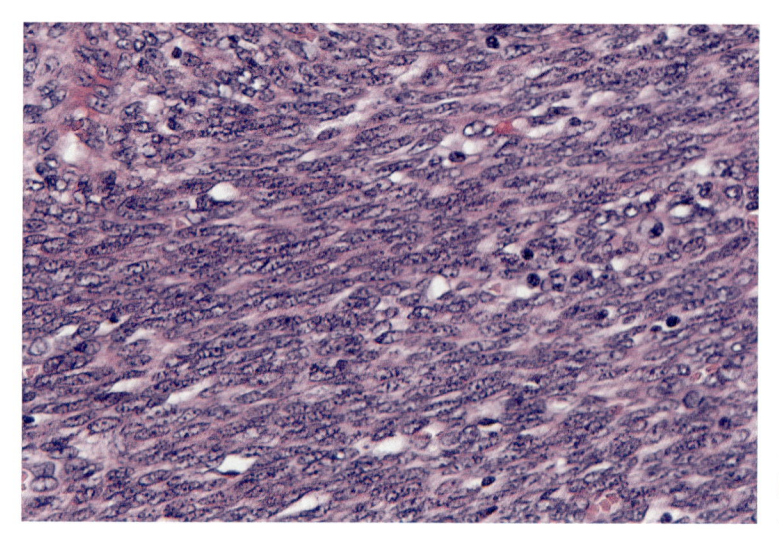

図譜 63　富細胞平滑筋腫
図譜 62 の拡大像。細胞密度は高いが，核の多形性は認められない。

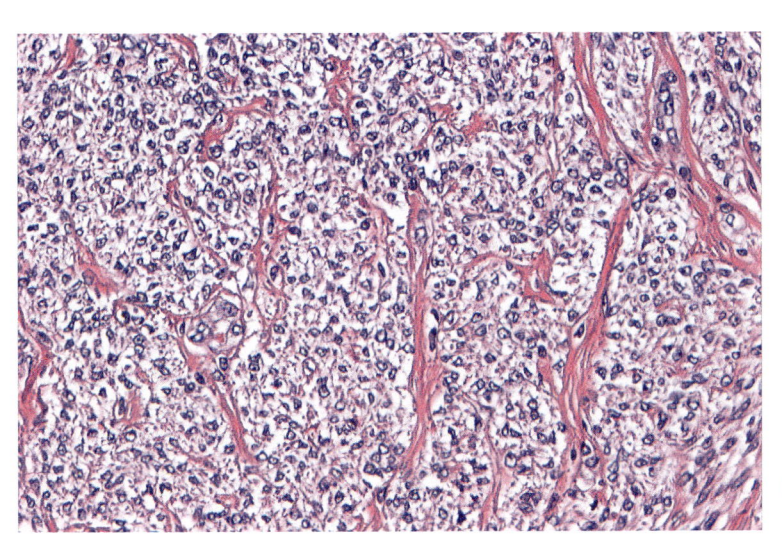

図譜 64　類上皮平滑筋腫
上皮細胞類似の腫瘍細胞が増生している。

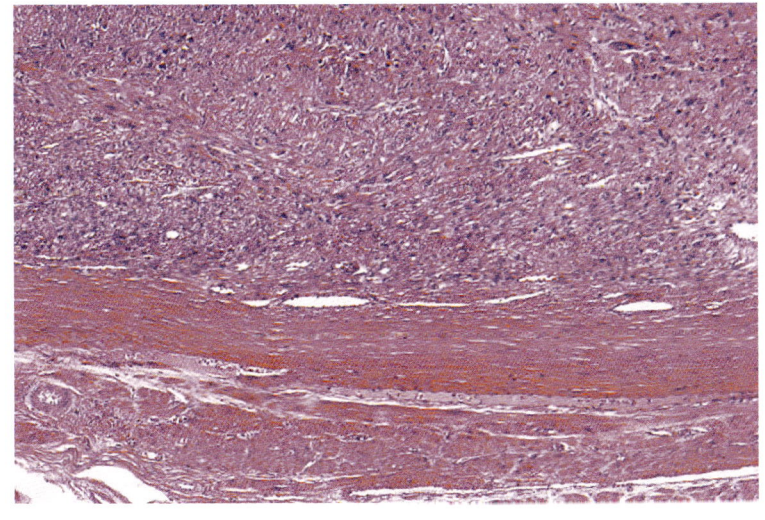

図譜 65　異型平滑筋腫
周囲筋層との境界は明瞭である。

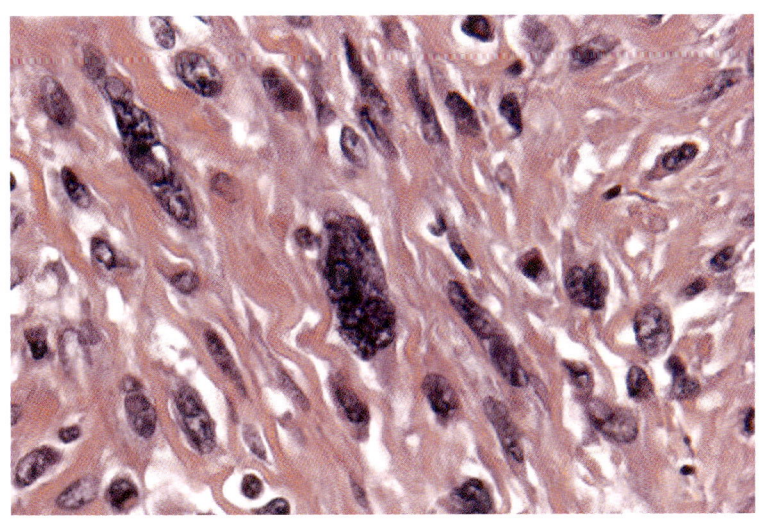

図譜 66　異型平滑筋腫
図譜 65 の拡大像。核異型の強い腫瘍細胞が増殖しているが，核分裂像は認められない。

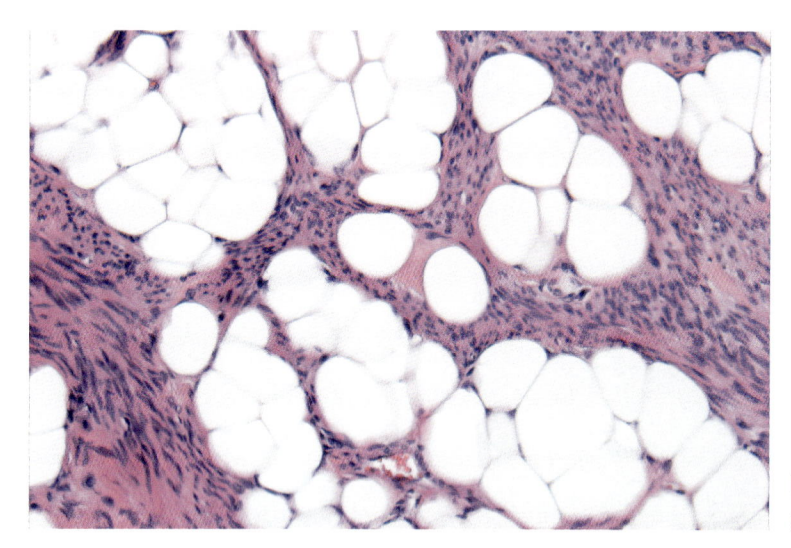

図譜 67　脂肪平滑筋腫
成熟脂肪細胞を豊富に含んでいる。

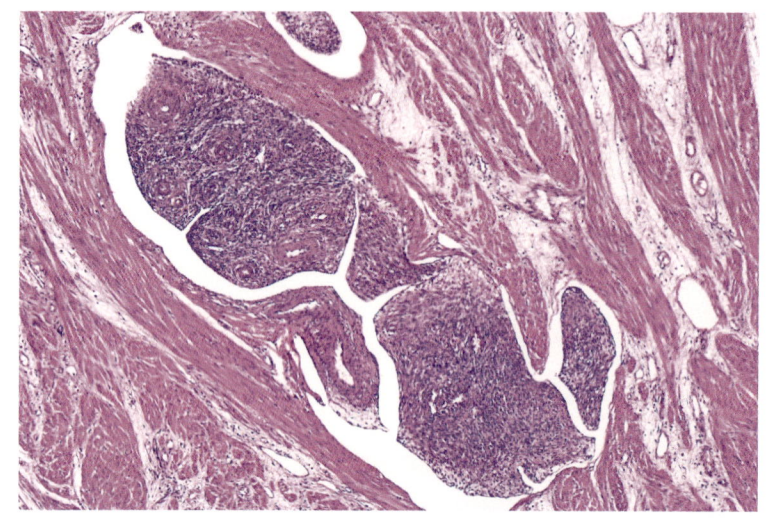

図譜 68　静脈内平滑筋腫症
静脈内に腫瘍が認められる。

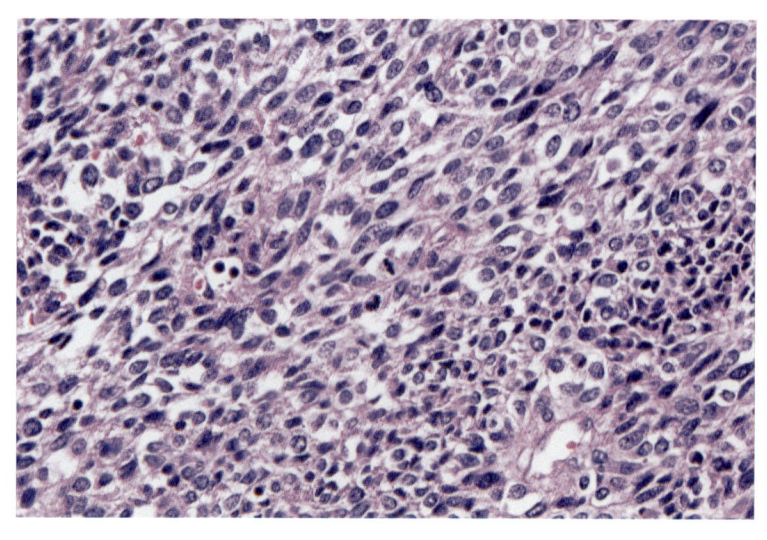

図譜 69　平滑筋肉腫
著しい核の多形性が認められる。

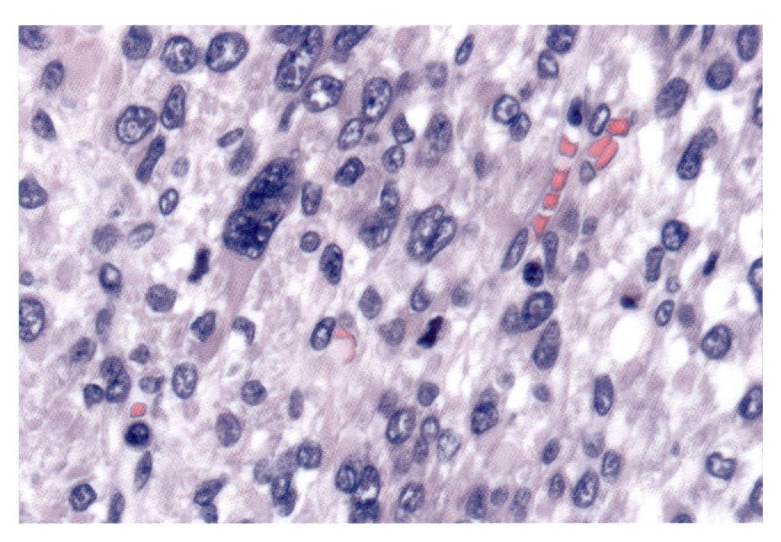

図譜 70　平滑筋肉腫
多数の核分裂像が認められる。

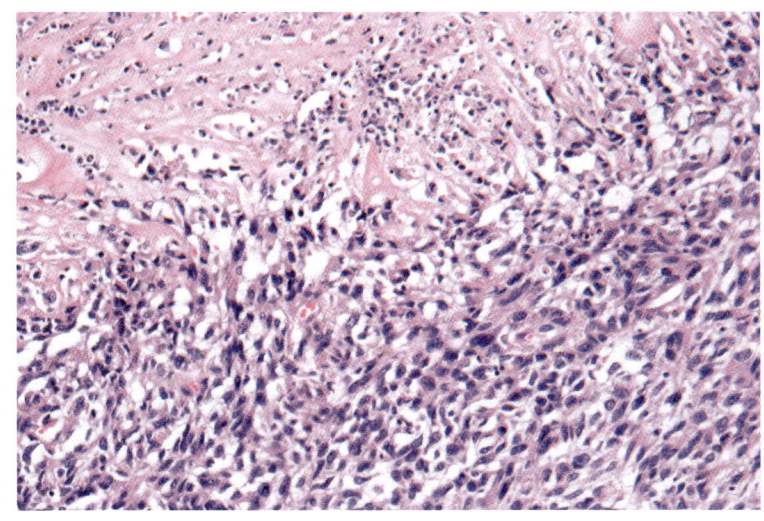

図譜 71　平滑筋肉腫
凝固壊死（左上）を伴っている。

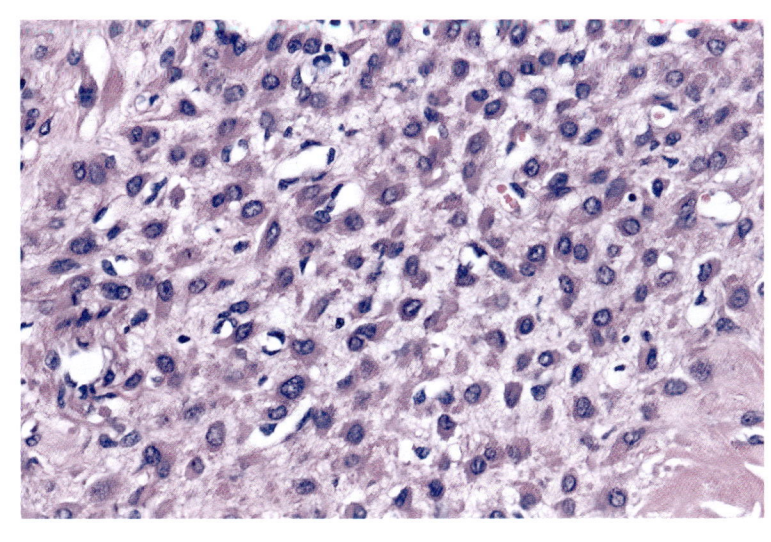

図譜 72　類上皮平滑筋肉腫
好酸性の細胞質をもつ上皮性細胞に類似した細胞からなる。

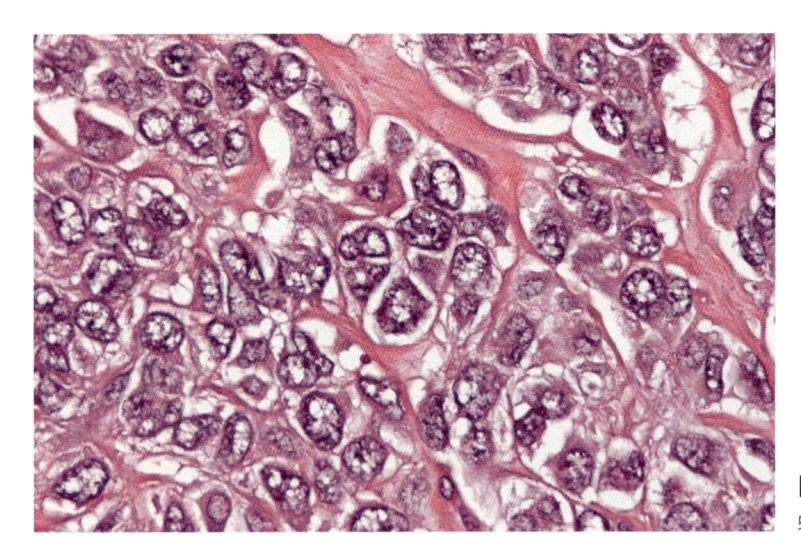

図譜 73　類上皮平滑筋肉腫
蜂巣状の配列を示している。

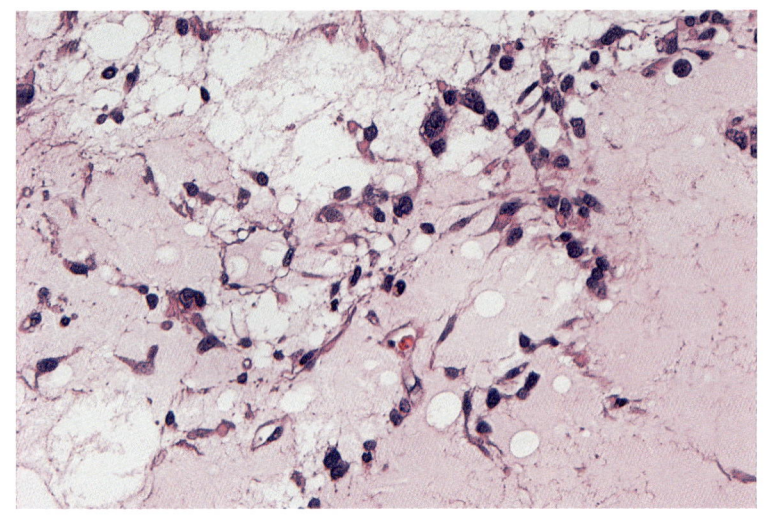

図譜 74　類粘液平滑筋肉腫
肉腫細胞間に類粘液性物質が豊富である。

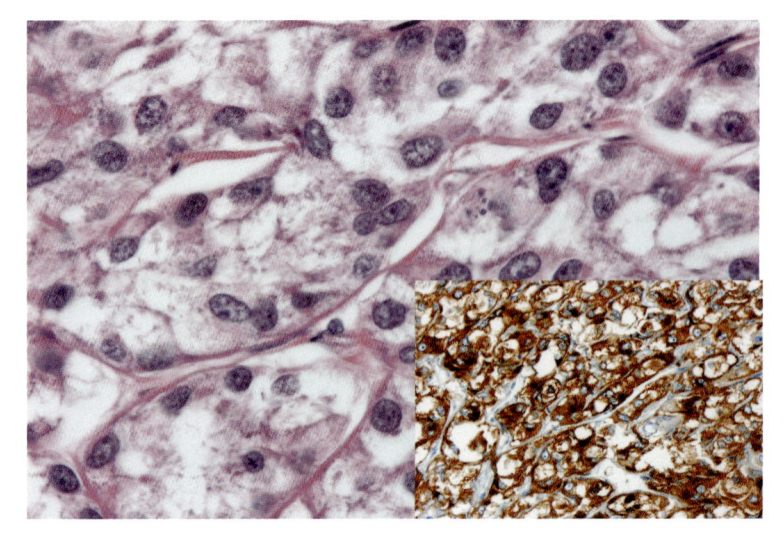

図譜 75　血管周囲性類上皮細胞腫
細胞質が豊かな類上皮細胞の形態を示している。繊細な結合織で境されている（右下：HMB45 免疫染色陽性）。

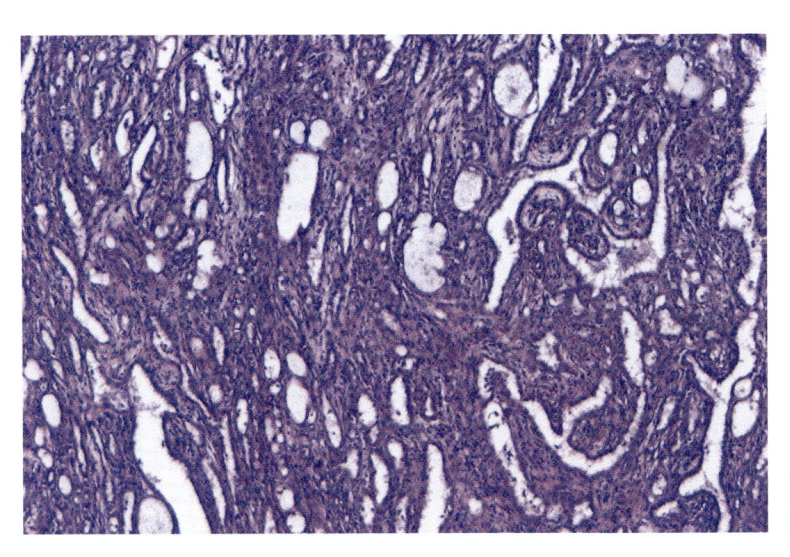

図譜 76 アデノマトイド腫瘍
大小の腺管様構造が認められる。

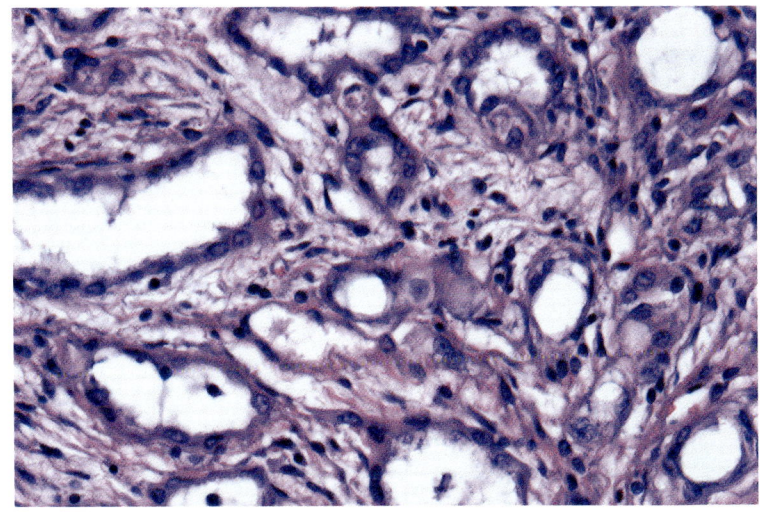

図譜 77 アデノマトイド腫瘍
図譜76の拡大像。腺管は扁平または立方形の中皮細胞で構成されている。

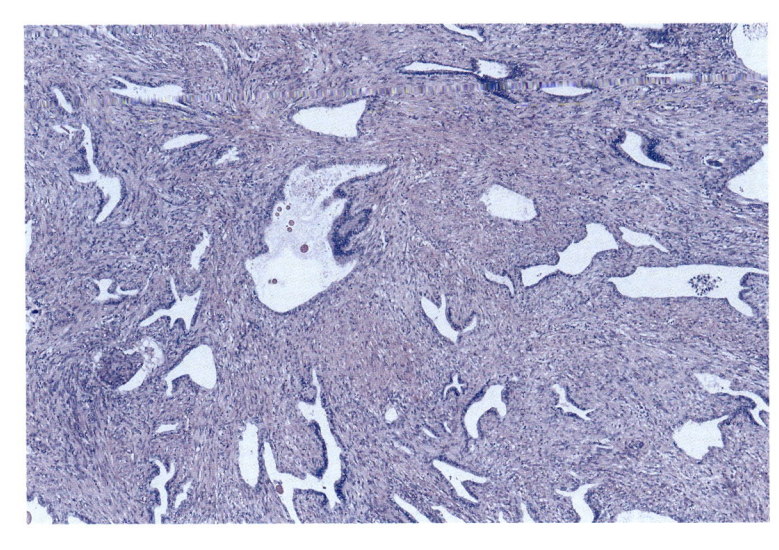

図譜 78 ポリープ状異型腺筋腫
子宮内膜型異型腺管と平滑筋成分が混在している。

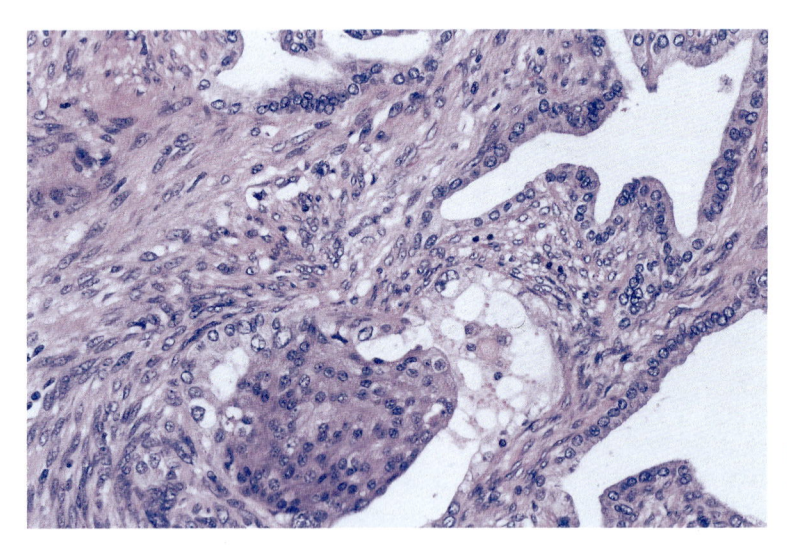

図譜 79　ポリープ状異型腺筋腫
図譜 78 の拡大像。腺管には桑実胚様細胞巣（morula）が形成されている。

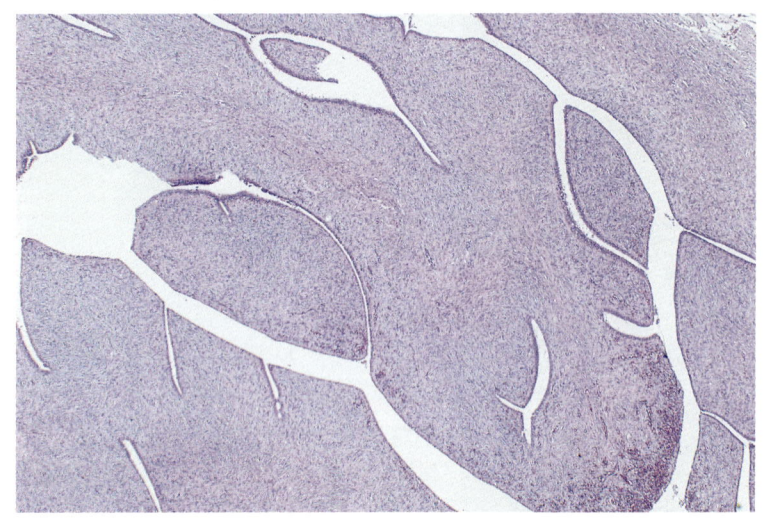

図譜 80　腺肉腫
良性の腺上皮成分と肉腫成分が混在し，葉状パターンを呈している。

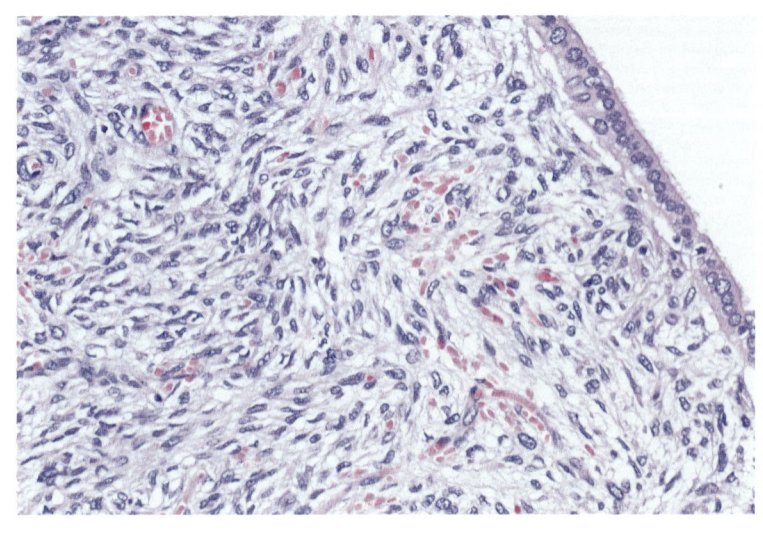

図譜 81　腺肉腫
図譜 80 の拡大像。上皮成分に異型はみられないが，間質成分は紡錘形の肉腫細胞からなる。

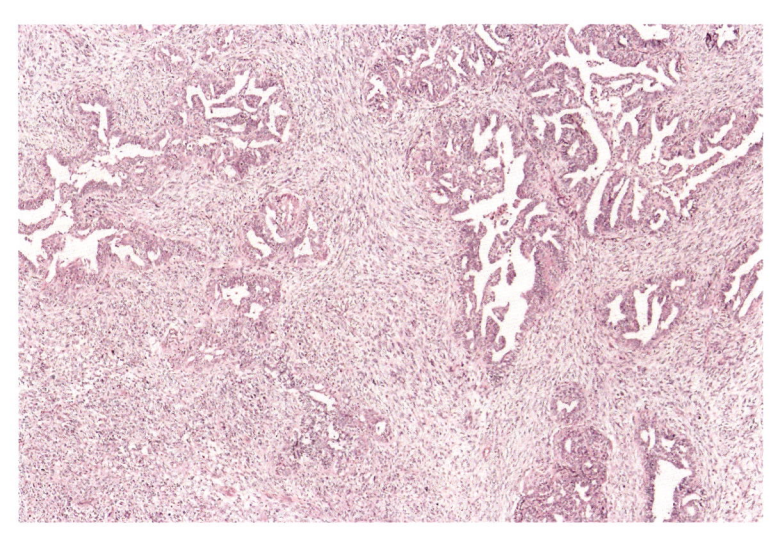

図譜 82 癌肉腫
腺癌成分と紡錘細胞肉腫成分の混在が認められる。同所性癌肉腫に相当する。

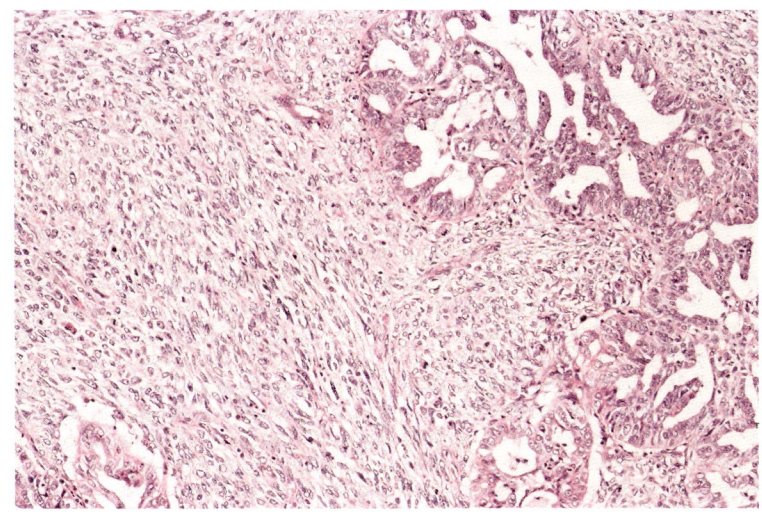

図譜 83 癌肉腫
図譜 82 の拡大像。腺・間質両成分とも，悪性所見を示している。

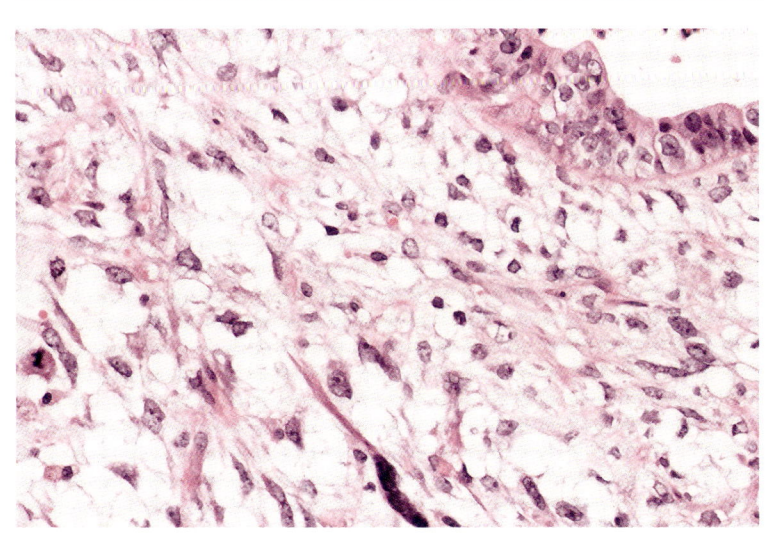

図譜 84 癌肉腫
腺癌成分と横紋筋肉腫成分の混在が認められる。異所性癌肉腫に相当する。

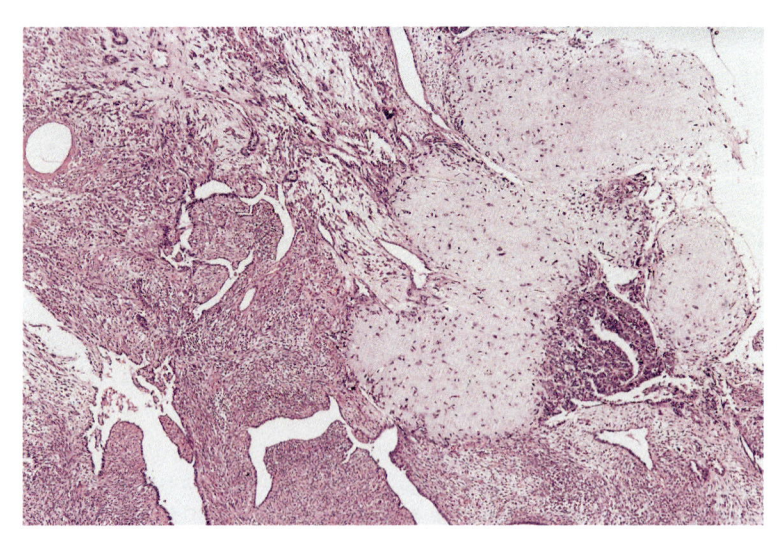

図譜 85　癌肉腫
腺癌成分と軟骨肉腫成分の混在が認められる。異所性癌肉腫に相当する。

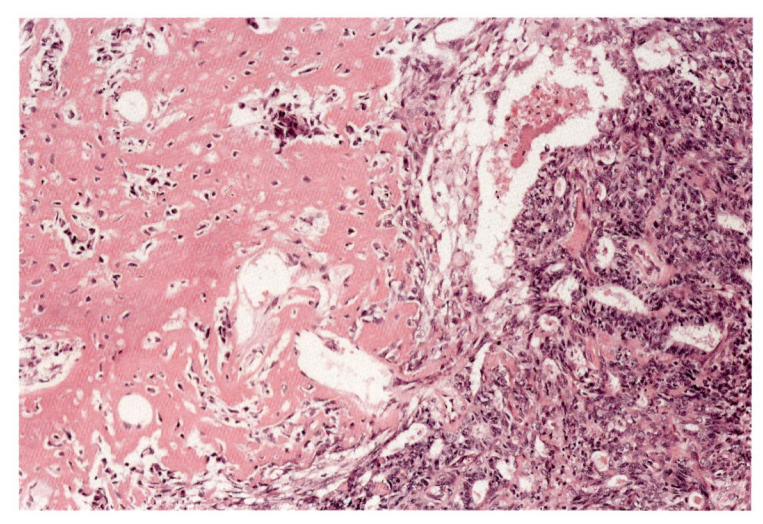

図譜 86　癌肉腫
腺癌成分と骨肉腫成分の混在が認められる。異所性癌肉腫に相当する。

臨床進行期分類の変遷

付

a. 国際的変遷

子宮体癌の臨床進行期分類が初めて国際的に規定されたのは，1950年のNew Yorkにおける国際産婦人科学会においてである。

この分類に基づいた治療成績の報告はAnnual report on the results of treatment in carcinoma of the uterus, FIGO, Vol. 8（1952）に初めて掲載されている。この時期の進行期分類は別記1のごとくであった。その後，1961年にViennaの国際産婦人科学会で改正が行われ，1962年の治療例より適用されている（別記2）。

1998年以前の分類は0期の一部を除き，1970年にNew Yorkの国際産婦人科学会で改正後，1973年に一部修正されたもので，1971年の治療例より適用されている（別記3-1）。この時の改正の根拠となった考え方などについてはAnnual report on the results of treatment in carcinoma of the uterus, vagina and ovary, FIGO, Vol. 15に掲載されているので，これを別記3-2に紹介しておく。次の変更は1982年に発表され（別記4），0期の定義に子宮内膜異型増殖症が新たに加わったこと，およびこれまでⅠ期の腺癌に限り行うとしていた組織分化度の群別をすべての進行期の腺癌に行うという2項が従来と異なった点である。

その後，1988年に予後とのより良い相関を求めて手術後分類が発表され，手術例はこれに従うことになった。

今回2008年のFIGOによる進行期分類改訂の要点は，①0期の削除，②筋層浸潤の程度による再分類をⅠA期1/2未満，ⅠB期1/2以上としてⅠC期の削除，③頸管腺のみへの進展はⅡ期とはせず，間質浸潤をⅡ期としたこと，④腹腔細胞診を進行期分類から除外，⑤所属リンパ節転移を骨盤リンパ節，傍大動脈リンパ節で再分類しⅢC1期とⅢC2期としたことである。

TNM分類は各種臓器癌の共通の分類法として1968年にその初版が発表された。婦人科癌の領域においては，すでにFIGOの進行期分類が広く用いられていたので，TNM分類はFIGO分類に合わせた形のものとなっている。これまで使用されてきたものは1978年第3版（別記6）に示されたものであるが，1990年FIGOの手術後分類に合わせて改訂された（別記7）。今回も，2008年のFIGO分類に合わせて，TNM分類も第7版に改訂されている。

b. わが国での変遷

日本産科婦人科学会では，子宮癌登録委員会を設置し，1962年より一部の機関における子宮体癌の登録を開始した。1984年の治療例からは全機関の登録を行っており，現在日本産科婦人科学会婦人科腫瘍委員会に業務が引き継がれている。今日までの進行期分類の変遷とその時点における新しい分類の採用は，前述した国際的変遷とほぼ同様であるが，手術後分類（別記5）については1995年治療例より適用することとなった。本分類は国際的に広く用いられているので，今後治療成績の発表などには本分類（日産婦2011）を使用することが望まれる。

別記 1

1950 年採用，1956～1961 年治療例に適用

　0 期：組織学的に明確な診断は下し難いが，病理学者によって非常に癌性病変が疑われると判断される症例
　Ⅰ期：腫瘍が子宮に限局しているもの
　　グループ 1：手術が望ましい例
　　グループ 2：リスクが高く手術が不適当と考えられる症例
　Ⅱ期：腫瘍が子宮をこえて広がったもの

［進行期分類上の注意］
(1) 0 期は治療統計から除外する。
(2) Ⅰ期のグループ 2 の症例とは，腫瘍の解剖学的広がりは根治切除可能であるが，高齢，肥満，または合併症（糖尿病，心血管疾患，他臓器癌の合併，その他重篤な合併症）などの理由により手術を行うにはリスクが大きすぎる症例をいう。
(3) 膀胱や直腸内腔への胞状浮腫や膨隆を認めるだけではⅣ期と診断せず，必ず生検による浸潤の確認が必要である。隆起と裂溝（ridges and furrows）を膀胱壁に認め，これが腫瘍と固着していることが触診にて確認できた場合は，癌の膀胱粘膜下浸潤の根拠とすることができる。

別記 2

1961 年改正，1962 年治療例より適用

　0 期：組織学的に悪性が疑われるが，明らかではないもの
　Ⅰ期：癌が体部に限局しているもの
　Ⅱ期：癌が体部と頸部を侵しているもの
　Ⅲ期：癌は子宮外へ広がっているが，骨盤をこえていないもの
　Ⅳ期：癌が小骨盤をこえて広がっているか，膀胱または直腸の粘膜を明らかに侵しているもの

［進行期分類上の注意］
(1) 稀ではあるが，頸癌か体癌かを決定するのが難しい場合がある。明確な決定ができない場合は部位別掻爬を行い，腺癌なら体癌に，扁平上皮癌なら頸癌に分類する。
(2) 膀胱や直腸内腔への胞状浮腫や膨隆を認めるだけでⅣ期と診断せず，必ず生検による浸潤の確認が必要である。ridges and furrows を膀胱壁に認め，これが腫瘍と固着していることが触診にて確認できた場合は，癌の膀胱粘膜下浸潤の根拠とすることができる。

別記 3-1

1970 年改正，1971 年治療例より適用

0期：上皮内癌，組織所見が悪性を疑わせる
　　　ただし，0期は治療統計に含めない。
Ⅰ期：癌が子宮体部に限局している
　Ⅰa期：子宮腔長が8cmまたはそれ以下
　Ⅰb期：子宮腔長が8cmをこえる
　Ⅰ期症例は腺癌の組織型に関して以下の亜分類を行う。
　　G1：高分化型腺癌
　　G2：一部充実性の分化型腺癌
　　G3：主に充実性または完全な未分化癌
Ⅱ期：癌が体部と頸部を侵す
Ⅲ期：癌が子宮外に広がっているが小骨盤をこえない
Ⅳ期：癌が小骨盤をこえるか，明らかに膀胱または直腸粘膜を侵す
　　　ただし，胞状浮腫の所見だけでⅣ期としてはならない。

別記3-2

子宮体癌の定義，分類，進行期分類に関するFIGOの考え方
(Annual report gynecological cancer, FIGO, vol. 15 より)

1. 定義と分類に関して
   a. 子宮体部に原発した癌を子宮体癌とする。したがって，中胚葉性混合腫やいわゆる癌肉腫は体癌症例から除外すべきである。
   b. 臨床的にも組織学的にも原発部位が子宮体部か卵巣かを決定できない症例があるが，以前はこのような症例をcarcinoma uteri et ovariiとして別に分類していた。しかし，この取扱いは適切ではない。原則的には病歴と臨床検査によって，原発巣がいずれであるかを決定することは可能であり，その決定が困難な症例は稀である。したがって，このような稀な症例については子宮体癌の統計にもまた卵巣癌の統計にも含まれるように両方の報告を同時に行うべきである。

2. 臨床進行期分類に関して
   a. Ⅰ期について
   　子宮体癌症例の大多数がⅠ期に分類されると思われる。Ⅰ期体癌の予後を左右する因子として，1) 患者の年齢と全身状態，2) 子宮腔の大きさ，3) 組織型がある。以下，各因子について解説する。
   　1) 患者の年齢と全身状態について
   　　1951～1961年の体癌症例についてはAnnual reportではⅠ期症例を手術の可否によって亜分類することを求めていた。高齢でしかも婦人科以外の他疾患を合併している患者は"poor operative risk"として扱われた。この"poor operative risk"に関して，絶対的な基準を設けることが不可能であることが経験的に明らかとなった。つまり，手術可能か否かの判断は術者の技術的巧稚によ

るからである．したがって，FIGOのCancer Committeeは手術の可否による亜分類には限界があると考えている．しかし，それはすべてに否定的な意味ではなく，（特に子宮体癌の治療成績を公表する場合）例えば腎，心，血管系の障害など，婦人科以外の重篤な疾患を合併している患者の数や70歳以上あるいは80歳以上の患者の数を把握しておくことは重要であると考えている．

2）子宮腔の大きさについて

体部に限局した内膜癌に関する多くの検討から，子宮の大きさがその予後に何らかの影響をもっていることが示されてきた．しかし，子宮の腫大は筋腫や腺筋症などによって生じている場合もあり，I期亜分類の基準として子宮の大きさを用いることは適切でない．しかし，外子宮口からの子宮腔長は体癌治療の有効な指標になる可能性がある．そこでCancer CommitteeはI期の亜分類として，子宮腔長8cmおよび8cm未満の症例をIa期，8cmをこえる症例をIb期とすることにした．

3）組織型について

臨床進行期分類の基本として，病理組織所見を用いるべきではない．

ところで，高分化型腺癌はしばしば乳頭状構築を示し，一部充実性の分化型腺癌もまた子宮腔側へ外向性に発育する傾向があるのに反し，主に充実性あるいは完全な未分化癌はその進展の初期においても，しばしば筋層深く浸潤する傾向があることはこれまでの経験から明らかである．そして，後者は前2者に比べてより悪性で，その予後も不良である．したがって，Cancer Committeeは組織構築に関連したI期体癌の亜分類を以下のごとく行うことにした*．

G1：highly differentiated adenomatous carcinoma
G2：differentiated adenomatous carcinoma with partly solid areas
G3：predominantly solid or entirely undifferentiated carcinoma

　＊Annual report Vol. 18ではこの組織型の分類にGX：grade not assessedが加わり，I期ばかりでなくすべての進行期の腺癌にこの分類を用いるように変更されている．また，G2のdifferentiatedの部分はmoderately differentiatedに変わっている．

b．II期について

癌が子宮頸部に広がっているか否かを知ることは，予後および治療の面から重要なことである．頸管内膜への癌の広がりは部位別掻爬（fractional curettage）または子宮鏡検査（hysteroscopy）によって確認される．部位別掻爬に際しては，最初に頸部掻爬を行い，得られた組織は体部とは別に検査する必要がある．症例によっては頸管内膜が癌に侵されているかどうか決定するのが難しいこともある．このような場合には，同一切片中に正常頸管腺と癌が共存しているかどうかで，最終決定を下すのがよい．癌の原発部位が体部か頸部か疑わしい場合は掻爬診によって決定すべきである．しかし，もし明確な決定ができない場合は，腺癌なら体癌に，扁平上皮癌なら頸癌に分類することとする．

c. Ⅲ期，Ⅳ期について
   子宮外への癌の広がりはⅢ期またはⅣ期とする。
   腟への転移はⅢ期に分類する。

別記4

1982年改正，1983年治療例より適用
  0期：Atypical endometrial hyperplasia（carcinoma *in situ*）組織所見が悪性を疑わせる
  Ⅰ期：癌が子宮体部に限局する
    Ⅰa期：子宮腔長が8cmまたは未満のもの
    Ⅰb期：子宮腔長が8cmをこえるもの
  Ⅱ期：癌は体部と頸部に浸潤しているが子宮外へは広がっていない
  Ⅲ期：癌が子宮外へ広がっているが，小骨盤をこえていない
  Ⅳ期：癌が小骨盤をこえて広がるか，明らかに膀胱，直腸の粘膜に浸潤している
    Ⅳa期：膀胱，直腸，S状結腸，小腸などの近接臓器に広がったもの
    Ⅳb期：遠隔転移

  体癌症例は腺癌の組織分化度によって，以下の亜分類を必要とする。
    G1：高分化型腺癌
    G2：一部充実性の中分化型腺癌
    G3：主に充実性または完全な未分化癌
    GX：組織分化度がわからないもの
  ▶注1　0期はいかなる治療統計にも含めない。
  ▶注2　頸管内膜への癌の広がりは部位別掻爬診によって決定する。頸部の掻爬を最初に行い，得られた頸部の組織は体部とは別に検査する。場合によっては，癌が頸管内膜に浸潤しているかどうか決定できないこともある。このような場合には同一切片中に正常頸管腺と癌が同時に存在しているかどうかで最終的判断を行うのがよい。
  ▶注3　腟への転移あるいは卵巣への転移を認めた場合はこれをⅢ期とする。

別記5

1995年改正，1995年治療例より適用
  手術進行期分類（日産婦1995，FIGO1988）
  0期：子宮内膜異型増殖症
  Ⅰ期：癌が子宮体部に限局するもの
    Ⅰa期：子宮内膜に限局するもの
    Ⅰb期：浸潤が子宮筋層1/2以内のもの
    Ⅰc期：浸潤が子宮筋層1/2をこえるもの
  Ⅱ期：癌が体部および頸部に及ぶもの

Ⅱa期：頸管腺のみを侵すもの
　　Ⅱb期：頸部間質浸潤のあるもの
　Ⅲ期：癌が子宮外に広がるが小骨盤腔をこえていないもの，または所属リンパ節転移
　　　　のあるもの
　　Ⅲa期：漿膜ならびに／あるいは付属器を侵す，ならびに／あるいは腹腔細胞診陽
　　　　　　性のもの
　　Ⅲb期：腟転移のあるもの
　　Ⅲc期：骨盤リンパ節ならびに／あるいは傍大動脈リンパ節転移のあるもの
　Ⅳ期：癌が小骨盤腔をこえているか，明らかに膀胱または腸粘膜を侵すもの
　　Ⅳa期：膀胱ならびに／あるいは腸粘膜浸潤のあるもの
　　Ⅳb期：腹腔内ならびに／あるいは鼠径リンパ節転移を含む遠隔転移のあるもの

[補足]
　0期は治療統計には含まれない。FIGO1998では0期は設定されていなかったが，日本産科婦人科学会では従来の分類との整合性より子宮内膜異型増殖症を0期として設定した。

別記6

TNM分類（UICC1978年第3版）
　本分類を行うためには，部位別掻爬の材料による組織学的確証がなければならない。確証のない症例は区別して記録する。下記の検索はT，N，M判定のために最低必要な診断法で，これが行われていない場合にはTX，NX，MXの記号で示す。
　T分類：臨床的な検索，尿路撮影を含むX線検査，膀胱鏡検査（随意）
　N分類：臨床的な検索，尿路撮影を含むX線検査
　M分類：臨床的な検索，X線検査

[TNM治療前臨床分類]
　原発腫瘍の状態のみで分類している「国際産婦人科連合」（FIGO）分類の進行期とは，T分類が対応しているので比較のために両分類を併記することにした。
　N─所属リンパ節
　　N0 ：所属リンパ節に転移を認めない
　　N1 ：所属リンパ節に転移を認める
　　NX ：所属リンパ節転移を判定するための最低必要な検索が行われなかったとき
　M─遠隔転移
　　M0 ：遠隔転移を認めない
　　M1 ：遠隔転移を認める
　　MX ：遠隔転移の有無を判定するための最低必要な検索が行われなかったとき
　なお，所属リンパ節は下腹リンパ節（閉鎖リンパ節，内腸骨リンパ節），外腸骨リンパ節，総腸骨リンパ節，仙骨リンパ節，傍大動脈リンパ節[*]である。

＊傍大動脈リンパ節は 1987 年第 4 版では所属リンパ節から除外されている。

別記 7

TNM 分類（UICC1990 年第 6 版）

T0：原発腫瘍を認めないもの
Tis：上皮内癌（子宮内膜異型増殖症が相当する）
T1：癌が子宮体部に限局するもの
　T1a：子宮内膜に限局するもの
　T1b：浸潤が子宮筋層 1/2 以内のもの
　T1c：浸潤が子宮筋層 1/2 をこえるもの
T2：癌が体部および頸部に及ぶもの
　T2a：頸管腺のみを侵すもの
　T2b：頸部間質浸潤のあるもの
T3：癌が子宮外に広がるが小骨盤腔をこえていないもの
　T3a：漿膜ならびに／あるいは付属器を侵す，ならびに／あるいは腹腔細胞診陽性のもの
　T3b：腟転移のあるもの
N1：骨盤リンパ節ならびに／あるいは傍大動脈リンパ節転移のあるもの
T4：膀胱ならびに／あるいは腸粘膜浸潤のあるもの
M1：腹腔内ならびに／あるいは鼠径リンパ節転移を含む遠隔転移のあるもの
TX：原発腫瘍が評価できないもの

T―原発腫瘍
N―所属リンパ節
　N0：所属リンパ節に転移を認めない
　N1：所属リンパ節に転移を認める
　NX：所属リンパ節転移を判定するための最低必要な検索が行われなかったとき
　なお，所属リンパ節は閉鎖リンパ節，内腸骨リンパ節，外腸骨リンパ節，鼠径上リンパ節，総腸骨リンパ節，仙骨リンパ節，基靱帯リンパ節および傍大動脈リンパ節である。
M―遠隔転移
　M0：遠隔転移を認めない
　M1：遠隔転移を認める
　MX：遠隔転移を判定するための最低必要な検索が行われなかったとき

文　献

1) Heymann J：Annual report on the results of radiotherapy in carcinoma of the uterine

cervix. Vol. 5, Stockholm, 1948
2) Heymann J：Annual report on the results of treatment in carcinoma of the uterus. Vol. 8, Stockholm, 1952
3) Kottmeier HL：Annual report on the results of treatment in carcinoma of the uterus and vagina FIGO, Vol. 13, Stockholm, 1963
4) Kottmeier HL：Annual report on the results of treatment in carcinoma of the uterus, vagina, and ovary FIGO, Vol. 15, Stockholm, 1973
5) 日本産科婦人科学会子宮癌委員会：会告（子宮頸癌，体癌及び腟癌の臨床期別について）. 日産婦誌 1962；14：3
6) 橋本 清：子宮癌委員会報告. 日産婦誌 1971；23：68
7) 橋本 清：子宮癌委員会報告. 日産婦誌 1971；23：593
8) 岩井正二：子宮癌委員会報告. 日産婦誌 1975；27：580
9) 岩井正二：子宮癌委員会報告（子宮癌進行期分類の変遷について）. 日産婦誌 1977；29：749
10) Kottmeier HL：Annual report on the results of treatment in gynecological cancer FIGO, VOL. 18, Stockholm, 1982
11) FIGO news. Int J Gynaecol Obstet 1989；28：189-193
12) FIGO Announcements, stages-1988 Revision. Gynecol Oncol 1989；35：125-127
13) UICC：Illustrated guide to the TNM/pTNM classification of malignant tumours, 3rd ed, Corrected Reprint. Springer, N.Y., 1990
14) Petru E, Lück HJ, Stuart G, et al：Gynecologic Cancer Intergroup (GCIG) proposals for changes of the current FIGO staging system. Eur J Obstet Gynecol Reprod Biol 2009；143：69-74
15) Pecorelli S：Revised FIGO staging for carcinoma of the vulva, cervix, and endometrium. Int J Gynaecol Obstet 2009；105：103-104

FIGO

フランス語：Federation Internationale de Gynencologie et d'Obstetrique
英　　語：International Federation of Gynecology and Obstetrics

UICC

フランス語：Union Internationale Contre le Cancer
英　　語：Union for International Cancer Control*
　　　　*2010年，International Union Against Cancer より名称変更

子宮体癌取扱い規約

定価(本体 3,400 円+税)

1987 年 10 月 30 日	第 1 版発行
1996 年 3 月 31 日	第 2 版発行
2012 年 4 月 17 日	第 3 版第 1 刷発行
2012 年 11 月 30 日	第 2 刷発行
2014 年 11 月 7 日	第 3 刷発行

編　者　日本産科婦人科学会・日本病理学会・
　　　　日本医学放射線学会・日本放射線腫瘍学会

発行者　古谷　純朗

発行所　金原出版株式会社
〒113-8687 東京都文京区湯島 2-31-14
電話　編集 (03)3811-7162
　　　営業 (03)3811-7184
FAX　　 (03)3813-0288
振替口座　00120-4-151494
http://www.kanehara-shuppan.co.jp/

ISBN 978-4-307-30111-4

Ⓒ日本産科婦人科学会・日本病理学会・
　日本医学放射線学会・日本放射線腫瘍学会,
　1987, 2012

検印省略

Printed in Japan

印刷・製本／横山印刷

JCOPY ＜(社)出版者著作権管理機構 委託出版物＞
本書の無断複写は著作権法上での例外を除き禁じられています。複写される場合は，そのつど事前に，(社)出版者著作権管理機構(電話 03-3513-6969，FAX 03-3513-6979，e-mail：info@jcopy.or.jp)の許諾を得てください。

小社は捺印または貼付紙をもって定価を変更致しません。
乱丁，落丁のものは小社またはお買い上げ書店にてお取り替え致します。

金原出版【取扱い規約】最新情報　2013.11

書名	版	編者	本体価格
造血器腫瘍取扱い規約	第1版	日本血液学会／日本リンパ網内系学会 編	5,600円
癌取扱い規約 －抜粋－ 消化器癌・乳癌	第10版	金原出版 編集部 編	3,700円
肺癌・頭頸部癌・甲状腺癌取扱い規約　抜粋	第4版	金原出版 編集部 編	2,800円
泌尿器科癌取扱い規約　抜粋	第1版	日本泌尿器科学会 編	2,800円
婦人科がん取扱い規約　抜粋	第2版	日本産科婦人科学会／日本病理学会／日本医学放射線学会／日本放射線腫瘍学会 編	4,000円
臨床病理 食道癌取扱い規約	第10版補訂版	日本食道学会 編	3,800円
食道アカラシア取扱い規約	第4版	日本食道学会 編	2,000円
胃癌取扱い規約	第14版	日本胃癌学会 編	3,800円
臨床病理 胆道癌取扱い規約	第6版	日本肝胆膵外科学会 編	3,700円
大腸癌取扱い規約	第8版	大腸癌研究会 編	3,800円
門脈圧亢進症取扱い規約	第3版	日本門脈圧亢進症学会 編	4,600円
膵癌取扱い規約	第6版補訂版	日本膵臓学会 編	3,600円
臨床病理 脳腫瘍取扱い規約　臨床と病理カラーアトラス	第3版	日本脳神経外科学会／日本病理学会 編	12,000円
頭頸部癌取扱い規約	第5版	日本頭頸部癌学会 編	3,400円
臨床病理 肺癌取扱い規約	第7版	日本肺癌学会 編	6,700円
臨床病理 乳癌取扱い規約	第17版	日本乳癌学会 編	4,000円
皮膚悪性腫瘍取扱い規約	第2版	日本皮膚悪性腫瘍学会 編	7,000円
整形外科病理 悪性骨腫瘍取扱い規約	第3版	日本整形外科学会 骨・軟部腫瘍委員会 編	6,800円
整形外科病理 悪性軟部腫瘍取扱い規約	第3版	日本整形外科学会 骨・軟部腫瘍委員会 編	6,800円
子宮頸癌取扱い規約	第3版	日本産科婦人科学会／日本病理学会／日本医学放射線学会／日本放射線腫瘍学会 編	3,400円
子宮体癌取扱い規約	第3版	日本産科婦人科学会／日本病理学会／日本医学放射線学会／日本放射線腫瘍学会 編	3,400円
子宮内膜症取扱い規約　第1部　診断および進行度分類基準とカラーアトラス	第1版	日本産科婦人科学会 編	4,854円
子宮内膜症取扱い規約　第2部　治療編・診療編	第2版	日本産科婦人科学会 編	3,700円
卵巣腫瘍取扱い規約　第1部　組織分類ならびにカラーアトラス	第2版	日本産科婦人科学会／日本病理学会 編	8,000円
卵巣腫瘍取扱い規約　第2部	第2版	日本産科婦人科学会 編	4,200円
絨毛性疾患取扱い規約	第3版	日本産科婦人科学会／日本病理学会 編	4,000円
泌尿器科・病理・放射線科 腎癌取扱い規約	第4版	日本泌尿器科学会／日本病理学会／日本医学放射線学会 編	3,600円
泌尿器科・病理 副腎腫瘍取扱い規約	第2版	日本泌尿器科学会／日本病理学会 編	4,000円
泌尿器科・病理・放射線科 腎盂・尿管・膀胱癌取扱い規約	第1版	日本泌尿器科学会／日本病理学会／日本医学放射線学会 編	4,000円
泌尿器科・病理・放射線科 前立腺癌取扱い規約	第4版	日本泌尿器科学会／日本病理学会／日本医学放射線学会 編	3,800円
泌尿器科・病理 精巣腫瘍取扱い規約	第3版	日本泌尿器科学会／日本病理学会 編	4,000円

金原出版　〒113-8687　東京都文京区湯島2-31-14　TEL03-3811-7184（営業部直通）　FAX03-3813-0288
本の詳細、ご注文等はこちらから　http://www.kanehara-shuppan.co.jp/